Jan Peter Pintoffl

Darstellung extramedullärer Myelome mittels Kontrastmittelsonographie

Jan Peter Pintoffl

Darstellung extramedullärer Myelome mittels Kontrastmittelsonographie

Anwendung der kontrastmittelverstärkten Sonographie zur Charakterisierung der Perfusion extramedullärer Myelome

Südwestdeutscher Verlag für Hochschulschriften

Imprint

Any brand names and product names mentioned in this book are subject to trademark, brand or patent protection and are trademarks or registered trademarks of their respective holders. The use of brand names, product names, common names, trade names, product descriptions etc. even without a particular marking in this work is in no way to be construed to mean that such names may be regarded as unrestricted in respect of trademark and brand protection legislation and could thus be used by anyone.

Publisher:
Südwestdeutscher Verlag für Hochschulschriften
is a trademark of
Dodo Books Indian Ocean Ltd., member of the OmniScriptum S.R.L Publishing group
str. A.Russo 15, of. 61, Chisinau-2068, Republic of Moldova Europe
Printed at: see last page
ISBN: 978-3-8381-2516-9

Zugl. / Approved by: Tübingen, Ruprecht-Karls-Universität, Dissertation, 2010

Copyright © Jan Peter Pintoffl
Copyright © 2011 Dodo Books Indian Ocean Ltd., member of the OmniScriptum S.R.L Publishing group

Inhaltsverzeichnis

1. Einleitung
1.1. Hintergrund 8
1.2. Fragestellung 11
1.3. Multiples Myelom 11
    1.3.1. Übersicht Plasmazellneoplasien 11
    1.3.2. Epidemiologie 12
    1.3.3. Pathogenese 13
    1.3.4. Klinik 14
    1.3.5. Diagnostik 15
    1.3.6. Bildgebung 16
    1.3.7. Sonderformen des Multiplen Myeloms 17
    1.3.8. Therapeutisches Konzept 18
    1.3.9. Proteasominhibitoren und IMiDe 22
    1.3.10. Bisphosphonate 23
    1.3.11. Strahlentherapie 23
    1.3.12. Remissionsbeurteilung 24
    1.3.13. Extramedullärer Befall beim MM 26
1.4. Grundlagen der Sonographie 27
    1.4.1. Physikalische Grundlagen 27
        1.4.1.1. Physikal. Kenngrössen eine Schallwelle . . . 27
        1.4.1.2. Erzeugung von Ultraschallwellen 28
            1.4.1.2.1. Piezoelektrischer Effekt 28
        1.4.1.3. Puls-Echo-Verfahren 28
        1.4.1.4. Verhalten von Ultraschallwellen im Gewebe 28
    1.4.2. Bildentstehung 30
        1.4.2.1. A-Mode 30
        1.4.2.2. B-Mode 30
        1.4.2.3. M-Mode 31
        1.4.2.4. Doppler-Sonographie 31

1.4.3. Grundlagen der CEUS	32
1.4.3.1. Bubble-Behaviour und Incident Pressure	32
1.4.3.2. Mechanischer Index	33
1.4.3.3. Harmonic Imaging (HI)	33
1.4.4. Kontrastmittel	36
1.4.4.1. Physikalische Grundlagen/Pharmakologie	36
1.4.4.2. Boluskinetik	37
1.4.4.3. Refillkinetik	38
1.4.4.4. SonoVue® Spezifikationen	38
1.4.4.5. Klinische Anwendung	39
2. Material und Methoden	40
2.1. Population	40
2.1.1. Untersuchungszeitraum	40
2.1.2. Patienten	40
2.1.3. Einschlusskriterien	40
2.2 Laborchemische Parameter	41
2.3. Durchführung der sonographischen Untersuchungen	42
2.3.1 Konventionelle Sonographie	42
2.3.2. Farbkodierte Duplex-Sonographie	42
2.3.3. Kontrastmittelgestützte Sonographie	42
2.3.4. Verwendete Geräte/Substanzen	43
2.3.4.1. Sonographiegeräte	43
2.3.4.2. Ultraschall-Kontrastmittel	44
2.4. Datenbearbeitung mittels Bracco Qontrast®-Software	44
2.5. Statistische Auswertung	49
3. Ergebnisse	51
3.1. Patientencharakteristika	51
3.2. Kontrastmittel Sonographie	53
3.2.1. Zeitpunkt der Untersuchung	53
3.2.2. Gesamttumor	54
3.2.2.1. Baseline Bolusinjektion	54
3.2.2.2. Baseline Replenishment	55

3.2.2.3 Follow-Up Bolusinjektion	55
3.2.2.4.Follow-Up Replenishment	55
3.2.3. Maximal perfundiertes Tumorareal	56
3.2.3.1. Baseline Bolusinjektion	56
3.2.3.2. Baseline Replenishment	56
3.2.3.3 Follow-Up Bolusinjektion	57
3.2.3.4.Follow-Up Replenishment	57
3.2.4. Tabellarische Auflistung der sonographischen Parameter	57
3.3. Hämatologische Verlaufsparameter	76
3.3.1. Baseline Untersuchung	76
3.3.2. Follow-Up Untersuchung	76
3.3.3. Tabellarische Auflistung der hämatol. Parameter	76
3.3.4. Verlaufsbeurteilung der hämatol. Parameter	83
3.3.4.1.Remissionsbeurteilung nach IMWG und EBMT	83
3.4. Verlaufsbeurteilung der sonographischen Verlaufsparameter	86
3.4.1. Verhältnisse Follow Up/Baseline Untersuchung	86
3.4.2.Gesamttumor Bolusinjektion	86
3.4.3. Gesamttumor Replenishment	88
3.4.4.Maximal perfundiertes Tumorareal Bolusinjektion	88
3.4.5. Maximal perfundiertes Tumorareal Replenishment	89
3.4.6. Tabellarische Auflistung der sonographischen Parameter	90
3.4.7. Darstellung der sonographischen Verlaufsparameter Responder/Non-Responder	106
3.4.7.1 Gesamttumor Bolusmessung	108
3.4.7.2. Gesamttumor Replenishment	109
3.4.7.3. Maximal perfundiertes Areal Bolusmessung	110
3.4.7.4. Maximal perfundiertes Areal Replenishment	111
4. Diskussion	112
4.1. Ziel der Untersuchung	112
4.2. Charakterisierung des Perfusionsverhaltens extramedullärer Myelommanifestationen	

        durch die kontrastmittelverstärkte Sonographie   119
   4.3. Charakterisierung der Änderungen des
        Perfusionsverhaltens extramedullärer
        Myelommanifestationen unter Therapie mit Lenalidomid,
        Thalidomid, Bortezomib und Korrelation mit
        hämatologischen Verlaufsparametern   125
5. Zusammenfassung   131
6. Schlussfolgerung   132
7. Referenzliste   133
8. Abkürzungsliste   144
9. Abbildungsverzeichnis   146
10. Danksagung   149

1. Einleitung

1.1. Hintergrund

Die Diagnose eines Multiplen Myeloms wird anhand eines Gesamtbildes aus klinischer Symptomatik, laborchemischen Untersuchungen, Knochenmarkdiagnostik und bildgebenden Verfahren gestellt. Die häufigsten, beim Multiplen Myelom auftretenden klinischen Symptome sind allgemeine Leistungsminderung, Schwäche, Müdigkeit, Inappetenz, Durstgefühl, Gewichtsabnahme, Nachtschweiß, Schmerzen und leichtes Fieber. An laborchemischen Untersuchungen sollten im Rahmen der Primärdiagnostik eine Serum- und Urineiweisselektrophorese, eine Immunfixation und gegebenenfalls eine Bestimmung der freien Leichtketten (FLC) in Serum /Urin und des Beta2-Mikoglobulins erfolgen. Die Untersuchung des Knochenmarks muss eine zytologische und eine histologische Aufarbeitung sowie eine zytogenetische Untersuchung beinhalten.

Im Rahmen der Bildgebung kann bei der Erstdiagnose ein Skelettstatus mittels konventioneller projektionsradiographischer Untersuchungen durchgeführt werden. Allerdings wird in den Leitlinien der International Myeloma Foundation zum bildgebenden Staging der Ersatz dieser Untersuchung durch eine native Ganzkörper-Computertomographie empfohlen. Hierdurch wird eine detailliertere Darstellung des Ausmaßes der Knochendestruktion und eventuell vorhandener paraossärer Weichteilmanifestationen erreicht.

Durch eine Ganzkörper-MRT kann die Sensitivität hinsichtlich der Knochenmarkinfiltration durch ein Myelom noch weiter erhöht werden. Durch die Möglichkeit einer kontrastreichen Darstellung des Knochenmarksraum und einer nachweisbaren Signalveränderung bei der Verdrängung des Knochenmarks durch Tumorzellen können Myelome im Frühstadium noch vor Auftreten von Osteolysen dargestellt werden.

Die bildgebenden Untersuchungen spielen insbesondere bei der Diagnostik von extramedullären Myelome eine bedeutende Rolle, sowohl in der Primärdiagnostik als auch in der Verlaufskontrolle, da in den IMWG-Kriterien auch die Grösse eventuell vorhandener extramedullärer Manifestationen in die Remissionsbeurteilung eingeht.

Sowohl die Computertomographie als auch die Kernspintomographie eignen sich sehr gut zur Beurteilung der Tumorausdehnung sowie möglicher Infiltration benachbarter Strukturen; weiterhin kann im Rahmen der Schnittbilduntersuchung die räumliche Beziehung und der mögliche Anschluss des Tumorgewebes zum Knochen beurteilt werden. Allerdings gibt es bei beiden Modalitäten Einschränkungen hinsichtlich des Einsatzes bei Myelompatienten.

Bei der Computertomographie ist zum einen die Strahlenbelastung des Patienten zu bedenken, die in etwa 4-5 mSv beträgt. Zum anderen ist im Rahmen einer suffizienten Darstellung der extramedullären Tumoren manchmal die Gabe von jodbasiertem Kontrastmittel notwendig. Obwohl das Multiple Myelom nicht als eigenständiger Risikofaktor für die Entwicklung eines kontrastmittelinduzierten akuten Nierenversagens gilt (Toprak 2277-83) ist die Kontrastmittelapplikation bei Myelompatienten problematisch aufgrund der bei 20 – 50% der Patienten bereits bei Diagnosestellung bestehenden Erhöhung des Serumkreatinins als Ausdruck einer chronischen Niereninsuffizienz (Kyle et al. 21-33;Parfrey et al. 143-49;Winearls 1347-61)

Auch bei der MRT ist die Applikation von –gadolinium basierten- Kontrastmittel (GBCA) notwendig. Bei diesen Kontrastmitteln gibt es Berichte über KM-induzierte Nephropathien, insbesondere bei Patienten mit einer vorbestehenden Einschränkung der Nierenfunktion. Ein weitere seltene, jedoch schwere Nebenwirkung der GBCA ist die nephrogene systemische Fibrose (NSF), welche erstmalig 2000 beschrieben wurde (Cowper et al. 383-93) und seitdem zunehmend mit der Exposition von Gadolinium-haltigen Kontrastmitteln und einer eingeschränkten Nierenfunktion beobachtet wurde (Grobner;Marckmann et al. 2359-62). Auch diese Nebenwirkung korreliert mit einer eingeschränkten Nierenfunktion.

Die Kontrastmittelsonographie wird mittlerweile bei zahlreichen klinischen Fragestellungen in der Kardiologie, Angiologie, Gastroenterologie und Onkologie angewendet.

Die Kontrastmittelsonographie hat gegenüber den beiden oben genannten bildgebenden Untersuchungen folgende Vorteile: Die einfache Durchführbarkeit und rasche Verfügbarkeit, das Fehlen der radioaktiven Belastung, und insbesondere die fehlende Nephrotoxizität (Piscaglia and Bolondi 1369-75).

Die Beurteilung der Remission, die durch eine spezifische Therapie des Multiplen Myeloms erzielt wird, hat sich in den letzten Jahren weiter entwickelt. Seit 2006 werden die von der International Myeloma Working Group eingeführten „International Uniform Response Criteria for Multiple Myeloma" verwendet um eine exakte Vergleichbarkeit internationaler Studienergebnisse zu gewährleisten.

Bei den im Rahmen der Remissionsbeurteilung geforderten Untersuchungen liegt der Schwerpunkt auf den klinisch-chemischen Laborparametern. Jedoch geht bei Patienten mit initial bestehender extramedullärer Myelommanifestation auch die Grössenentwicklung derselben in die Remissionsbeurteilung mit ein. Aufgrund der oben genannten Risiken der etablierten bildgebenden Untersuchungen stellt sich die wiederholte Durchführung derselben zur Verlaufskontrolle extramedullärer Myelommanifestationen problematisch dar.

Das Therapieansprechen kann durch die Darstellung der Gefässdichte auch bei gleich bleibender Grösse der Raumforderung evaluiert werden. Bei zahlreichen anderen Tumorentitäten ist eine Abnahme der Gefässdichte mit konsekutiver Tumornekrose beschrieben, die zeitlich deutlich vor einer Grössenabnahme der Raumforderung eintritt, so dass durch die Kontrastmittelsonographie eine sehr kurzfristige Kontrolle des Tumoransprechens möglich ist.(Cosgrove and Lassau 156-64;Lamuraglia et al. 202-12;Lassau et al. 1267-73;Lassau et al. 1216-25).

Ein Therapieansprechen auf Lenalidomid und Thalidomid kann frühestens nach 25 Tagen (Thalidomid) respektive 2,1 Monaten (Lenalidomid) mittels laborchemischer Parameter evaluiert werden. Bei Bortezomib liegt dieser Zeitpunkt bei frühestens 38 Tagen nach Einleitung der Therapie. Die Möglichkeit der Evaluation eines frühen Therapieansprechens –noch vor einem möglicherweise verzögert eintretenden messbaren Abfall der laborchemischen Verlaufsparameter – ist ein weiterer Vorteil der Kontrastmittelsonographie.

1.2. Fragestellung

In dieser Arbeit soll daher

die Charakterisierung extramedullärer Myelommanifestationen durch die kontrastmittelverstärkte Sonographie

als erste von zwei Fragestellungen behandelt werden.

Aus der Evaluation der Perfusionsabnahme der extramedullären Raumforderung als Zeichen des Tumoransprechens beim Multiplen Myelom durch eine Korrelation der kontrastmittelsonographischen mit den hämatologischen Verlaufsparametern ergibt sich die zweite in dieser Arbeit abgehandelte Fragestellung, nämlich

die Charakterisierung der Änderungen des Perfusionsverhaltens extramedullärer Myelommanifestationen unter Therapie mit Lenalidomid, Thalidomid, Bortezomib und Korrelation mit hämatologischen Verlaufsparametern.

1.3 Multiples Myelom

1.3.1. Übersicht Plasmazellneoplasien

Die Grundlage der Plasmazellneoplasien liegt in einer klonalen Proliferation terminal differenzierter B-Zellen, die zumeist ein identisches Immunglobulin (=Paraprotein oder M-Protein) sezernieren. Das Spektrum der Erkrankungen umfasst neben malignen Erkrankungen auch Veränderungen unklarer Dignität wie zum Beispiel die monoklonale Gammopathie unklarer Signifikanz (MGUS).

Übersicht der Plasmazellneoplasien (angelehnt an die WHO-Klassifikation von 2008).

Monoklonale Gamopathie unklarer Signifikanz (MGUS)
Plasmazell-Myelom:
Varianten: Asymptomatisches (smoldering) Myelom
Nichtsekretorisches Myelom
Plasmazell-Leukämie
Plasmozytom: Solitäres Plasmozytom des Knochens
Extramedulläres (= extraossäres) Plasmozytom
Erkrankungen durch Immunglobulinablagerungen:
Primäre Amyloidose
Systemische Leicht- und Schwerkettenerkrankung
Osteosklerotisches Myeloms (POEMS-Syndrom)

Tabelle 1; POEMS: Polyneuropathy, Organomegaly, Endocrinopathy, Monoclonal protein, Skin changes

Die Mehrzahl der Plasmazellerkrankungen ist in den hämatopoetisch aktiven Arealen des Skelettsystems lokalisiert. Daneben können zahlreiche weitere Organe bzw. Organsysteme beteiligt sein, sei es durch direkte Infiltration der neoplastischen Zellpopulation oder aufgrund von Paraproteinablagerungen mit sekundärer Schädigung.

1.3.2. Epidemiologie:

Nach US- amerikanischen Inzidenzraten (SEER-Programm (Surveillance Epidemiology and End Results (Devesa SS in: Obrams et.al. Epidemiology and biology of Multiple Myeloma, Springer, Berlin, pp 3-12) macht das Multiple Myelom bei Kaukasiern 1% aller malignen Erkrankungen aus, mit einer jährlichen, nach dem Alter adjustierten Inzidenzrate von 4,7/100 000 bei Männern und 3,2/100 000 bei Frauen .Unter den lymphoretikulären Neoplasien macht das MM 13% bei Kaukasiern aus.

Die Neuerkrankungsrate in Deutschland liegt bei etwa 5/100.000 bei Männern und 3/100.000 bei Frauen so dass die Zahl der jährlichen Neuerkrankung etwa 3200 beträgt. Das mediane Überleben liegt bei etwa fünf Jahren. Das Multiple Myelom ist für etwa 20 % der Todesfälle hämatologischer Malignome und 2 %

aller Krebserkrankung verantwortlich (Devesa SS in: Obrams et.al. Epidemiology and biology of Multiple Myeloma, Springer, Berlin, pp 3-12).

1.3.3. Pathogenese

Das Multiple Myelom entspricht einer reifen B-Zell Neoplasie mit einer charakteristischen Vermehrung von Plasmazellen im Knochenmarkkompartiment, Produktion von monoklonalen Immunglobulinen und Knochendestruktion. Als prämaligner Zustand tritt bei circa 3 % der Personen im Alter von über 50 Jahren eine monoklonale Gammopathie unklarer Signifikanz (MGUS) auf (Mitterer M et al. 737 – 743; Lynch HAT et al. 685 – 693; Bakkus MH et al, 2326 – 2335).

Es wird vermutet, dass der Enstehungsort der malignen Stammzelle in den Lymphknoten liegt. Die im Rahmen der Plasmazelldifferenzierung entstandenen Plasmablasten, die einem Ig-Schwerketten-„ Switch" unterliegen, migrieren in das Knochenmark, wo durch das Mikroenvironment des Knochenmarkstroma die terminale Differenzierung in langlebige Plasmazellen ermöglicht wird, die als Ursprungszelle der Myelomzellen gelten ((Corradini et al. 1091-96;Hallek, Bergsagel, and Anderson 3-21;Kuehl and Bergsagel 175-87;Matsui et al. 2332-36;Tricot 248-50). In seltenen Fällen können die Myelomzellen jedoch auch außerhalb des Knochenmarks lokalisiert sein.

Hinsichtlich zytostatischer Behandlungsoptionen stellt insbesondere die extrem niedrige Proliferationsrate bis in die späten MM-Stadien ein Problem dar (Rajkumar et al. 73-77)

Chromosomenanomalien können bei 30–50% der Patienten mit Multiplem Myelom mittels konventioneller Analysen diagnostiziert werden. So bestehen bei 20% der Patienten im Stadium I nach Salmon und Durie zytogenetische Anomalien, während im Stadium III bereits bei 60% der Patienten zytogenetische Veränderungen auftreten und dieser Anteil bei mehr als 80% bei extramedullären Plasmozytomen liegt. (Berenson JR, Vescio RA (2008) Pathogenesis of Multiple Myeloma. Uptodate Version 16.3, august/october).

1.3.4. Klinik

Das klinische Erscheinungsbild des Multiplen Myeloms wird bestimmt durch eine Kombination von Symptomen infolge maligner Plasmazellproliferation, Paraprotein-Produktion, Nierenversagen und Immundefizienz.

Meist sind allgemeine Leistungsminderung, Schwäche und Nachtschweiß als unspezifische Zeichen eines malignen Geschehens frühe klinische Symptome. Die ersten relativ spezifischen Zeichen sind Anämie, Knochenschmerzen und rezidivierende bakterielle Infekte.

Es kann zu Spontanfrakturen von Rippen, Klavikula und Wirbelkörpern, aber auch anderer Knochen kommen, die zu erheblichen Schmerzen und oftmals zu konsekutiver Immobilisation führen. Radiologisch weisen bei Diagnose circa 80 % der Patienten eine diffuse Osteoporose und/oder Osteolysen auf.

Bei 20-50 % der Patienten besteht bereits bei Diagnosestellung eine Erhöhung der Retentionsparameter; der Anteil der Patienten mit Nierenschädigung nimmt mit zunehmender Erkrankungsdauer zu. Höhergradige Nierenfunktionseinschränkungen sind prognostisch ungünstig. Die Genese der Niereninsuffizienz ist multifaktoriell.

Neben der bereits bei der Diagnosestellung in 70% der Patienten bestehenden Anämie (Hb< 12g/dl) (Kyle et al. 21-33) tritt im weiteren Verlauf der Erkrankung häufig eine Thrombopenie auf. Im Gegenatz dazu ist die Leukozytenzahl bei Diagnosestellung meist normal bis geringfügig erhöht. Die später auftretende Leukopenie ist häufig therapiebedingt (Kyle et al. 21-33).

Auch die Blutgerinung kann im Rahmen der Grunderkrankung beeinträchtigt sein. So kann beispielsweise eine hämorrhagische Diathese durch Komplexbildung zwischen dem Paraprotein und verschiedenen Gerinnungsfaktoren (Eby 158-64) ausgelöst werden. Ausserdem kann das Multiple Myelom mit einer Hyperkoagulabilität und Tendenz zur venösen Thromboembolie einhergehen. (Zangari et al. 275-82)

Bei vielen Patienten besteht häufig bereits bei Diagnosestellung eine erhöhte Infektanfälligkeit. Infektionen zählen zu den häufigsten Todesursachen beim Multiplen Myelom (Savage, Lindenbaum, and Garrett 47-50). Die Ursache für die erhöhte Infektanfälligkeit liegt insbesondere in der erniedrigten onzentration der normalen Immunglobuline sowie einer Beeinträchtigung der primären Immunantwort und einer zellulären Immundeffizienz (Jacobson and Zolla-Pazner 282-90).

1.3.5. Diagnostik

Zur Diagnose eines Multiplen Myeloms müssen mehrere diagnostische Kriterien erfüllt werden. Diese werden in der folgenden Tabelle schematisch dargestellt:

Multiples Myelom (alle drei Kriterien müssen erfüllt sein)	Nachweis eines M-Proteins in Serum oder Urin	
	Nachweis klonaler Plasmazellen im Knochenmark	
	Nachweis einer durch das Myelom bedingten Organschädigung	Hyperkalzämie, Osteolysen Anämie, Nierenversagen
Smoldering Myelom (beide Kriterien müssen erfüllt sein)	Nachweis eines M-Proteins im Serum ≥ 3g/dl und/oder Knochenmarkinfiltration ≥10%	
	Keine durch das Myelom bedingte Organschädigung	
MGUS (alle drei Kriterien müssen erfüllt sein)	Nachweis eines M-Proteins im Serum < 3g/dl	
	Knochenmarkinfiltration < 10%	
	Keine myelombedingte Organschädigung	

Tabelle 2; IMWG-Diagnosekriterien (Modifiziert nach (Rajkumar et al. 1274-76))

Monoklonale Immunglobuline

Monoklonale Gammopathien treten bei über 97 % aller Multiplen Myelome auf, (IgG,>IgA> Bence-Jones-Kappa/Bence-Jones-Lambda>IgD>IgM). Komplett non-sekretorische Myelome treten in weniger als einem Prozent der Multiplen Myelome auf (Dispenzieri et al. 215-24;Drayson et al. 2900-02;Mead, Carr-Smith, and Bradwell 444)

Im Screeningverfahren lassen sich monoklonale Gammopathien und Bence-Jones-Proteinurien höherer Konzentration (<1 g/l) als schmalbasiger M-Gradient in der konventionellen Eiweißelektrophorese des Serums oder Urins erkennen (Dispenzieri et al. 215-24;Mead, Carr-Smith, and Bradwell 444). Zur Bestätigung und Charakterisierung eines M-Gradienten muss der einheitliche Schwer- und Leichtkettentyp mithilfe von Immunelektropherese oder Immunfixationselektrophorese bestimmt werden.

Bei der Erstdiagnose muss initial auch der 24h-Sammelurin untersucht werden, da circa 5 % aller Multiplen Myelome nur eine so genannte Bence-Jones-Protein- beziehungsweise monoklonale Leichtkettenbildung aufweisen.

Zur Abschätzung der Konzentration des monoklonalen Immunglobulins und auch zur Beurteilung der polyklonalen Immunglobuline sollte parallel zur Immunelektrophorese beziehungsweise Immunfixation auch eine quantitative Bestimmung der Immunglobuline G, A und M durchgeführt werden.

Beta2Mikroglobulin (B2M)

Die Konzentration des B2M, der leichten Kette des HLA1-Antigens, stellt einen wichtigen prognostischen Faktor dar (Bartl and Fateh-Moghadam 183-85;Schambeck et al. 64-68). Patienten hatten bei Werten unter 3 mg/l eine mediane Überlebenszeit von circa fünf Jahren, bei 3-5 mg/l lediglich von 2,5 Jahren und bei über 5 mg/l nur von circa einem Jahr.

1.3.6. Bildgebung bei Multiplen Myelom

Die Basisdiagnostik kann bei Multiplem Myelom nach wie vor mit der *konventionellen Projektionsadiographie* erfolgen. Hierbei sollten Aufahmen des Schädels in zwei Ebenen, der Wirbelsäule in zwei Ebenen (HWS, BWS, LWS), der proximalen Röhrenknochen in zwei Ebenen sowie des Beckens und des Hemithorax beidseits zur Darstellung der Rippen erfolgen, da diese Skelettanteile der Verteilung des roten Knochenmarkes beim Erwachsenen und damit dem den häufigsten Manifestationen des Multiplen Myeloms entsprechen. Das Ausmaß der Plasmazellinfiltration des Knochenmarks beeinflusst das röntgenologische Erscheinungsbild des Multiplen Myeloms, bei geringgradigem Befall können jedoch röntgenologische Skelettveränderungen auch fehlen.

Computertomographie:
Häufig wird anstelle des Ganzkörper-Skelettstatus heutzutage eine Ganzkörpercomputertomographie durchgeführt. Die Bilder werden in der Regel in 0,6/0,75 mm Schichtdicke akquiriert und dann in 3/5 mm axialen, koronaren und sagittalen Schichten rekonstruiert. Auch vor operativen Eingriffen oder Lokaltherapieverfahren (Zementoplastie) sollte eine Computertomographie durchgeführt werden; insbesondere bei Wirbelsäuleneingriffen sind die Hinterkantenbeteiligung und die Beurteilung der Stabilität der angrenzenden Wirbelkörper und Wirbelbögen vor Einbringung von Pedikelschrauben von Bedeutung.

Magnetresonanztomographie
Durch den hohen Weichteilkontrast und die Möglichkeit der Darstellung anatomischer Strukturen in drei Raumebenen (axial, sagittal, koronar) eignet sich die Magnetresonanztomographie besonders gut, um Knochenmark und Weichteiltumoren abzubilden. Beim Multiplen Myelom können paraossäre und paravertebrale beziehungsweise intraspinale Tumoransammlungen eindeutig nachgewiesen werden. Auch kann durch eine Magnetresonanztomographie eine Verdrängung von Knochenmark durch Tumorzellen durch das bei einer Verschiebung des Verhältnisses von Fett und Wasser geänderte Signalverhalten nachgewiesen werden.

Bildgebendes Staging
Falls verfügbar sollte eine Ganzkörpercomputertomographie nach den Richtlinien der International Myeloma Foundation als Ersatz für den Röntgenskelettstatus durchgeführt werden. Sollten computertomographisch keine Herde gefunden werden, empfiehlt sich die Durchführung einer Ganzkörper-MRT oder zumindest einer MRT der Wirbelsäule und des Beckens.

1.3.7. Sonderformen des Plasmozytoms:

Solitäres Plasmozytom
Meist liegt zum Zeitpunkt der Erstmanifestation eine einzelne größere osteolytische Läsion mit einem deutlichen paraossären Weichteilanteil vor, welcher computer- oder magnetresonanztomographisch eindeutig

nachgewiesen werden kann. Endotumorale Verkalkungen finden sich nicht in der Regel nicht.

Extramedulläres Plasmozytom

Die Primärlokalisation liegt zumeist im Naso- oder Oropharynx respektive in den Halsweichteilen. Sowohl die CT als auch die MRT eignen sich hierbei sehr gut, um die Tumorausdehnung und die Infiltration der benachbarten Gefäße und Nerven zu beurteilen. Auch ein möglicher Anschluss zum Knochen kann durch die schnittbildgebenden Verfahren gezeigt werden. Sowohl beim solitären als auch beim extramedullären Plasmozytom sollten Osteolysen im übrigen Skelettsystem mittels einer Ganzkörper-MRT ausgeschlossen werden.

1.3.8. Therapeutisches Konzept

Bei Erstdiagnose eines Multiplen Myeloms besteht nicht zwingend die Notwendigkeit einer Therapie.

Eine Therapieindikation ist lediglich bei symptomatischem Myelom gegeben und wird anhand der CRAB - Kriterien (Criteria for the classification of monoclonal gammopathies, multiple myeloma and related disorders: a report of the International Myeloma Working Group 749-57) definiert.

C: Hyperkalzämien (größer 2,875 mMol/Liter)
R.: Niereninsuffizienz (Kreatinin > 2 mg/dl)
A: Anämie (HB < 10 g/dl)
B: Knochenläsionen (Osteolysen und/oder ausgeprägte Osteopenie/Kompressionsfaktoren)
Andere: symptomatische Hyperviskosität, Amyloidose, häufige bakterielle Infektionen, Polyneuropathie, extramedulläre Manifestationen. Die Symptome müssen durch die zu Grunde liegende Plasmazellerkrankungen verursacht sein

Tabelle 3: CRAB-Kriterien

Daneben können weitere Konstellationen eine Therapieindikation darstellen, wie zum Beispiel eine ausgeprägte Infektanfälligkeit, eine einsetzende und fortschreitende Polyneuropathie, extramedulläre Manifestationen oder ein Hyperviskositätssyndrom. Auch ein ausgeprägter Anstieg des M-Proteins kann im Einzelfall als Therapieindikation gesehen werden, da sich bei starker

Progression der Tumormasse noch nicht vorhandene Einschränkungen von Organfunktionen schnell entwickeln können.

Risikostratifizierung:

Im Rahmen der Erstdiagnose sollte eine Stratifizierung hinsichtlich folgender zytogenetischer Faktoren durchgeführt werden, die bezüglich des Ansprechens auf eine Chemotherapie sowie die Gesamtprognose einen gesicherten Wert haben, nämlich eine FISH mit der Frage nach t(4;14), t(14;16), and del17p13 sowie eine konventionelle zytogenetische Untersuchung zum Nachweis einer del 13 oder einer Hypodiploidie. Beim Nachweis einer dieser Veränderungen besteht eine Hochrisikosituation mit einem medianen Overall Survival (OS) von weniger als zwei Jahren (Fassas et al. 1041-47;Zojer et al. 1925-30;Tricot et al. 4250-56)

Die Erstlinientherapie richtet sich insbesondere danach, ob der Patient für eine Hochdosischemotherapie mit autologer Stammzelltransplantation (HDT+PBSCT) geeignet ist.

Primärtherapie transplantabler Patienten

Hochdosischemotherapie mit autologer Stammzelltransplantation

Routinemäßig können Patienten bis zu einem Alter von 70 Jahren –in Abhängigkeit von ihrem Allgemeinzustand- diese Therapieform erhalten, in Einzelfällen sogar darüber hinaus; eine definitive Altersobergrenze existiert nicht. Die im Rahmen der Hochdosistherapie am häufigsten eingesetzte Substanz ist Melphalan, welches zumeist in einer Dosierung von 200 mg/m² oder 140 mg/m² eingesetzt wird.

Aufgrund der deutlichen Verbesserung des progressionsfreien und Gesamtüberlebens durch eine Hochdosistherapie wurde ein nochmaliger Zugewinn durch die Durchführung einer zweiten Hochdosischemotherapie postuliert. In einer Studie von Barlogie et al (Barlogie et al. 55-65) konnte durch eine Tandem-Hochdosistherapie mit Melphalan, jeweils 200 mg/m² im Abstand von etwa 3-6 Monaten mit autologer Blutstammzelltransplantation, eine weitere Steigerung der Rate an kompletten Remissionen erreicht werden. Dies konnte durch weitere Studien belegt werden (Attal et al. 2495-502;Cavo et al. 2434-41). Die Entscheidung zur Durchführung einer zweiten

Hochdosischemotherapie ist zum aktuellen Zeitpunkt jedoch für jeden Patienten individuell zu treffen.

Da der Altersmedian bei der Diagnosestellung eines Multiplen Myeloms zwischen 65 und 70 Jahren liegt, gibt es viele ältere Myelompatienten, die aufgrund ihres oftmals noch guten Allgemeinzustands, Kandidaten für eine Hochdosistherapie sind. Die gute Durchführbarkeit und Verträglichkeit sowie Therapieergebnisse einer Hochdosis-Melphalan-Therapie in der Altersgruppe der über 60 jährigen konnte in mehreren Studien nachgewiesen werden (Palumbo et al. 1248-53; Siegel et al. 51-54; Sirohi et al. 533-39). Allerdings ist in diesem Setting eine Reduktion der Melphalandosis sinnvoll. Bei einer Dosisreduktion auf 140 mg/m² verringerte sich auch die Mortalität signifikant auf die auch bei jüngeren Patienten zu erwartenden etwa 2 %. (Badros et al. 600-07). Auch durch die Aufteilung der bei jüngeren Patienten verwendeten 200 mg/m² Melphalan auf zweimal 100 mg/m² (Tandem-MEL100) wurde die Toxizität deutlich reduziert (Palumbo et al. 1248-53;Palumbo et al. 3052-57).

Allogene Stammzelltransplantation

Etwa 30 % der Patienten, die nach allogener Transplantation eine komplette Remission erreichen, sind auch noch nach sechs Jahren krankheitsfrei. Die allogene Transplantation stellt somit ein potenziell kuratives Therapiekonzept dar. Allerdings beinhaltet dieses Therapiekonzept erhebliche Risiken, wie beispielsweise die Graft-versus-Host-Erkrankung (GvHD) oder schwerwiegende infektiöse Komplikationen. Im Rahmen eines Auto-Allo-Verfahren wird eine primär intendierte allogene Blutstammzelltransplantation nach intensitätsreduzierter Konditionierung heutzutage meist nach einer vorangegangenen autologen Transplantation zur Tumorreduktion durchgeführt; auch jüngere Patienten mit erstem Rezidiv und geringer Tumormasse erscheinen als geeignetes Studienkollektiv.

Primärtherapie nicht transplantfähiger Patienten

Aus Gründen des Alters und dadurch häufig bestehender Begleiterkrankungen kann bei einem Großteil der Patienten keine Hochdosistherapie durchgeführt werden. Hier besteht lediglich die Option zur alleinigen Chemotherapie. In dieser Situation stehen –besonders durch die Entwicklung der neuen immunmodulierenden Substanzen- zahlreiche Therapieschemata zur Verfügung. Eine Vielzahl von Studien belegen für die Therapie mit Melphalan/Prednison Ansprechraten um 50 % und ein Overall Survival von circa drei Jahren in der Primärtherapie. Komplette Remissionen werden jedoch nur in weniger als 5 % der Fälle erreicht.

Durch die Hinzunahme von Thalidomid (MPT) konnte in mehreren Studien eine signifikante Verbesserung der Ansprechrate und des progressionsfreien Überlebens erreicht werden (Facon et al. 1209-18; Palumbo et al. 3107-14).

Durch die zusätzliche Applikation von Bortezomib (VMP) konnte im Vergleich zum MP-Schema das progressionsfreie sowie das Gesamtüberleben ebenfalls signifikant verlängert werden (San Miguel et al. 906-17).

Die Wirksamkeit von Lenalidomid in Kombination mit MP konnte durch Palumbo et al. nachgewiesen werden (Palumbo et al. 4459-65).

Eine Kombinationen mehrer konventioneller Zytostatika, sogenannte Polychemotherapien (meist Kombinationen von Alkylanzien, Anthrazyklinen, Glukokortikoiden, Vincristin, Etoposid) erzielten in einer Metaanalyse von 18 randomisierten Studien zeigte keinen Überlebensvorteil– meist verglichen mit MP (Cavo et al. 35-39)

Rezidivtherapie/Therapie bei refraktärem Myelom

Bei einem Rezidiv nach Hochdosischemotherapie mit autologer Stammzelltransplantation besteht –falls das Rezidiv nach einem Zeitraum von über 12 Monaten nach der Hochdosistherapie auftritt- die Möglichkeit einer zweiten Transplantation (Kumar et al. 413-20). Bei jüngeren Patienten sollte im Fall eines Rezidivs nach Hochdosistherapie auch die Möglichkeit einer allogenen Stammzelltransplantation bedacht werden.

Konventionelle Optionen in der Therapie des refraktären/ rezidivierten Multiplen Myeloms

Sowohl Thalidomid mit Anprechraten von zwischen 20 und 50 % und einem medianen Gesamtüberleben mit 14 Monaten (Yakoub-Agha et al. 185-92;Barlogie et al. 492-94;Singhal et al. 1565-71) respektive einer Anprechrate von bis zu 60 % in Kombination mit Dexamethason (Palumbo et al. 318-24;Anagnostopoulos et al. 768-71;Palumbo et al. 399-403) als auch

Lenalidomid (Dimopoulos et al. 2123-32) und Bortezomib (Richardson et al. 2487-98), sind in der Therapie des refraktären respektive rezidivierten Myelom zugelassen.

1.3.9. Proteasominhibitoren und IMiDe

Proteasominhibitoren in der Therapie des Multiplen Myeloms

Bortezomib

Die Zulassung von Bortezomib zur Behandlung von Patienten mit rezidivierten oder refraktärem MM erfolgte in den USA im Mai 2003 auf der Grundlage von drei Phase I und zwei Phase II Studien. In den Phase-II-Studien konnte –bei stark vorbehandelten Patienten- eine komplette Remission nach den EBMT-Kriterien in 3% und und eine partielle Remission in 25% der Patienten erreicht werden. Diese Ergebnisse konnten in einer Phase III-Studie mit 669 Patienten bestätigt werden, wobei die Ansprechrate hier bei 38% (CR 6%) und das progressionsfreie Überleben (PFS) bei 6,22 Monaten lag (Richardson et al. 2487-98).

Neue Proteasominhibitoren

Carfilzomib (PR-171)

Hierbei handelt es sich um einen Bortezomib-ähnlichen Proteasominhibitor. In den bisher durchgeführten Phase-I-Studien bewirkte Carfilzomib eine mehr als 80 prozentige Inhibition der Proteasomaktivität bei insgesamt guter Verträglichkeit. Analog zur Proteasominhibition zeigte sich ein klinisches Ansprechen mit einer Response-rate von 42% bei den stark vorbehandelten und Bortezomib-refraktären Patienten bei einer deutlichen Reduktion der Bortezomib-typischen Nebenwirkungen.

Immunmodulatoren in der Therapie des Multiplen Myeloms

Thalidomid und Lenalidomid

Die Zulassung von Thalidomid in Kombination mit Dexamethason bei Patienten mit neudiagnostiziertem Myelom erfolgte in den USA nach einer Phase-III-Studie bei 470 Patienten, in der eine im Vergleich zur Kontrollgruppe signifikant höhere Ansprechrate von 63% gezeigt werden konnte.(Rajkumar et al. 2171-77). Die Zulassung der EMEA beschränkt sich –nach Analyse der Daten einer

Phase-III-Studie von Falcon et al. (Facon et al. 1209-18) auf die Erstlinienbehandlung in Kombination mit Dexamethason und Melphalan.
Lenalidomid wurde im Juni 2007 nach Publikation der beiden Phase III Studien MM-009 und MM-010 zugelassen (Dimopoulos et al. 2123-32;Palumbo et al. 1248-53).

Neue Immunmodulatoren

Als insgesamt dritter Immunmodulator (IMiD) wird Pomalidomid (CC4047) aktuell getestet. In in-vitro-Studien zeigte Pomalidomid eine höhere Potenz als die beiden bisher verwendeten ImiDe, Thalidomid und Lenalidomid. Vor kurzem wurde die erste Phase-II-Studie zu Pomalidomid in Kombination mit Dexamethason bei Patienten mit refraktärem Multiplem Myelom veröffentlicht (Lacy et al. 5008-14). Die Gesamtansprechrate lag bei 62%, wobei 5% der Patienten eine CR entwickelten.

1.3.10. Bisphosphonate

Die modernen Bisphosphonate werden supportiv in großem Umfang zur Behandlung und Prävention von tumorbedingten Komplikationen wie Hyperkalzämie, Knochenschmerz und Skelettdestruktion (Osteolysen und/oder Frakturen) eingesetzt. Ausserdem haben Studien an Myelomzelllinien gezeigt, dass stickstoffhaltige Bisphosphonate sowohl als Monosubstanz als auch in Kombination mit Chemotherapeutika einen Antitumor-Effekt aufweisen.

1.3.11. Strahlentherapie

Die Strahlentherapie ist eine effektive Behandlungsmethode zur Lokaltherapie des Multiplen Myeloms, insbesondere zur

– Behandlung von Schmerzen, ausgehend von befallenen Knochen
– Prävention von Frakturen in tragenden Knochenabschnitten
– Konsolidierende Therapie nach osteosynthetischer Versorgung befallener Knochenabschnitte
– Beseitigung paraossärer Weichteilmassen, verbunden mit der Behandlung schmerzender oder zu Paresen führender Prozesse im Bereich von Nerven des Spinalkanals und der Nervenaustrittswurzeln

– Additive Maßnahme nach Laminektomie

Beim Solitären Plasmozytom und primär extramedullären Myelom (ca. 5% der Fälle) kann mit einer Strahlentherapie in über 90% der Fälle eine lokale Kontrolle erreicht werden.

1.3.12. Remisionsbeurteilung

Mit Einführung neuer Medikamente zur Myelombehandlung wird eine möglichst kurzfristige Beurteilung des Therapieverlaufes erforderlich, da sich ein Ansprechen bereits nach wenigen Zyklen respektive Medikamentengaben abzeichnen kann. Die Definition der messbaren Erkrankung ist in Tab. 4 dargestellt.

Serum M-Protein	≥ 1g/dl
Urin M-Protein	≥ 200mg/24h
Serum-FLC Test (betroffene Leichtkette)	≥ 10g/dl

Tabelle 4; Definition der messbaren Erkrankung beim Multiplen Myelom nach IMWG

Im Jahr 2006 wurden die „International Uniform Response Criteria for Multiple Myeloma" von der International Myeoloma Working Group eingeführt (Durie et al. 1467-73), um eine exakte Vergleichbarkeit von internationalen Studienergebnissen zu gewährleisten.

Durch die Verwendung des Freie-Leichtketten-Tests (FLC-Test) im Serum wurde die Beurteilung von Patienten mit oligoexkretorischer oder nichtsekretorischer Erkrankung möglich. An neuen Remissionsstadien wurde mit dem IMWG- Kriterien die stringente komplette Remission (sCR) sowie die „very good partial response" (VGPR) eingeführt.

Die IMWG-Kriterien sind in nachfolgender Tabelle schematisch dargestellt.

Partielle Remission (PR)	Messbares M-Protein: Rückgang des M-Proteins im Serum um ≥ 50% und Rückgang des M-Proteins im 24h-Sammelurin um ≥ 90% oder auf < 200mg/24h. Nicht-messbares M-Protein im Serum und Urin: ≥ 50% Abnahme des verschobenen Kappa/Lambda – Verhältnisses im FLC-Test. ≥ 50% Abnahme der Plasmazell-Infiltration im Knochenmark, wenn die Ausgangsinfiltration über 30% lag. zusätzlich (falls initial vorhanden): ≥ 50% Grösenabnahme von Weichteilmanifestationen
Sehr gute partielle Remission (VGPR)	M-Protein noch nachweisbar mit Immunfixation, jedoch nicht in der Elektrophorese; oder Reduktion des M-Proteins im Serum um ≥ 90% und M-Protein im 24h-Sammelurin auf < 100mg.
Komplette Remission (CR)	Negative Immunfixation in Serum und Urin, komplette Rückbildung von Weichteilmanifestationen und < 5% Plasmazellen im Knochenmark.
Stringente komplette Remission (sCR)	Erfüllung der Kriterien für eine komplete Remission und zusätzlich fehlender Nachweis von monoklonalen Plasmazellen im Knochenmark in der immunhistochemischen Untersuchung sowie normales Kappa/Lambda – Verhältnis im FLC-Test.
Stabile Erkrankung (SD)	Erfüllt nicht die Kriterien von PR, VGPR, CR oder sCR oder Progression.
Progression (PD)	Zunahme der messbaren Tumormanifestationen um ≥ 25% und zusätzlicher absoluter Anstieg von: Serum M-Protein auf ≥ 0,5 g/dl Urin M-Protein auf ≥ 200 mg/24h Bei nicht-messbarem M-Protein im Serum oder Urin: Serum FLC auf ≥ 10 mg/dl Plasmazellinfiltration im Knochenmark auf ≥ 10% Neue Osteolysen oder Grössenzunahme bestehender Osteolysen Entwicklung einer myelombed. Hyperkalzämie > 2,65 mMol/l,

Tabelle 5; IMWG-Response-Kriterien Modifiziert nach (Durie et al. 1467-73); FLC= Freie Leichtketten

1.3.13 Extramedullärer Befall beim Multiplen Myelom

Das Multiple Myelom manifestiert sich in der überwiegenden Zahl der Fälle im Knochenmark. Die Häufigkeit des Auftretens extramedullärer Manifestationen liegt –je nach Autor- bei 5 bis 20% (Rosinol et al. 832-36;Varettoni et al. 325-30;Wu et al. 230-35;Damaj et al. 402-06;Blade, Lust, and Kyle 2398-404) wobei bei den meisten Patienten mehrere extramedulläre Raumforderungen bestehen. Die Verteilung der einzelnen Immunglobulin-Subgruppen bei den EM entspricht der der Patienten ohne EM. Die EM treten häufiger bei männlichen Patienten auf, wobei das mediane Alter bei Erstdiagnose mit 58 Jahren bis 61 Jahren etwas unter dem der Patienten ohne EM liegt(Damaj et al. 402-06; Varettoni et al. 325-30).

Zum aktuellen Zeitpunkt gibt es jedoch keine Studien, die speziell auf Systemtherapien bei Patienten mit EM eingehen.

Hinsichtlich der prognostischen Aussagekraft eines extramedullären Rezidivs nach einer HDT gibt es widersprüchliche Daten. Terpos et al. berichten, dass ein extramedulläres Rezidiv nach einer HDT mit einem meist kurz darauf auftretenden systemischen Progress und einem medianen OS von 10 Monaten assoziiert war (Terpos et al. 376-83), während bei anderen Autoren bei Patienten mit einem extramedullärem Myelomrezidiv nach HDT kein Unterschied des OS verglichen mit Patienten mit einem medullären Myelomrezidiv nach HDT (Zeiser et al. 1057-65).

1.4. Grundlagen der Sonographie

1.4.1. Physikalische Grundlagen
1.4.1.1. Physikalische Kenngrössen eine Schallwelle

Die Kenngrößen eine Schallwelle sind: die Amplitude (**A**), das heißt der maximale Druck, die Frequenz (**f**), das heißt die Anzahl der Schwingungen pro Sekunde, mit der Einheit Herz (Hz), die Wellenlänge (λ), das heißt der minimale Abstand der Punkte gleicher Phase, und die Ausbreitung, sprich die Schallgeschwindigkeit (**c**). Sie hängt vom Medium ab, in dem sich die Schallwelle ausbreitet, nicht von der Frequenz. Die Schallgeschwindigkeit steigt mit der Festigkeit eines Mediums an. Die Schallgeschwindigkeit im Weichteilgeweben liegt bei circa 1500 m/s.

Die drei Größen Frequenz (f), Wellenlänge (λ) und Schallgeschwindigkeit (c) stehen in folgendem physikalischen Zusammenhang:

Frequenz x Wellenlänge = Schallgeschwindigkeit

$$f \times \lambda = c.$$

Mit Hilfe dieser Formel lässt sich die Wellenlänge λ der Ultraschallwelle ausrechnen, die der Abschätzung der minimalen Größe der gerade noch darstellbaren Strukturen dient. Strukturen, die kleiner sind als die verwendete Wellenlänge, sind nicht mehr darstellbar. Je höher die Frequenz, desto kleiner die Wellenlänge, desto geringer die Größe gerade noch differenzierbare Strukturen. Aufgrund dessen nimmt Detailerkennbarkeit mit steigender Frequenz der Schallwellen zu. Gleichzeitig nimmt mit steigender Frequenz jedoch auch die Schwächung der Schallwellen durch das Gewebe zu, so dass die erreichbare Untersuchungstiefe mit steigender Frequenz abnimmt. Die für die Sonographie verwendete Wellenlänge liegt in der Größenordnung von 0,1 mm bis 1 mm.

1.4.1.2. Erzeugung von Ultraschallwellen

1.4.1.2.1. Piezoelektrischer Effekt

Die in der Medizin verwendeten Ultraschallwellen werden durch Ausnützung des piezoelektrischen Effekts erzeugt. Die Erstbeschreibung erfolgte 1880 durch Jacques und Pierre Curie. Durch Druck auf ein kristallähnliches Material entsteht hierbei eine elektrische Spannung. Ein Jahr später entdeckten die beiden Autoren den umgekehrten piezoelektrischen Effekt, bei dem die piezoelektrischen Kristalle und Keramiken durch alternierende Spannungen zur Vibration gebracht werden, so dass sie hochfrequente mechanische Ultraschallwellen aussenden.

Die Wellenlänge der vom piezoelektrischen Kristall ausgehenden Schallwellen entspricht der doppelten Dicke der meist 0,2-2 mm dicken Kristalle. Die Rückseite des piezoelektrischen Materials ist mit einer stark dämpfenden Substanz bedämpft. Die Dämpfung sorgt dafür, dass die Schwingungsdauer eines Einzelimpulses möglichst kurz ist (3-5 Zyklen).

1.4.1.3. Pulsechoverfahren

Eine Ultraschallsonde (Schallkopf, Schallwandler, Applikator) ist ein Schallsender und Empfänger. Ein elektrischer Impuls stößt das Schallelement an (Impulslänge 0,5-2 Wellenzüge, zum Beispiel etwa 1 µs). Die daraus resultierende mechanische Schwingung pflanzt sich im Gewebe fort. An einem Zielobjekt wird die mechanische Schwingung reflektiert und zurücklaufende Schallwelle erzeugt wiederum ein elektrisches Signal. Die Zeit (t) zwischen dem Abschicken des Sendepulses und dem Empfang des Echos ist das Maß für die Distanz z vom Schallelement zum reflektierenden Objekt (Puls-Echo-Verfahren):

$$z = \frac{1}{2} \times c \times t,$$

wobei c die Schallgeschwindigkeit bezeichnet; der gesamte Laufweg des Echos (hin/zurück) beträgt zweimal 2 x z.

1.4.1.4. Verhalten von Schallwellen im Gewebe

Reflexion:

Reflexionen entstehen, wenn Wellen Medien (Gewebsstrecken) mit einer unterschiedlichen akustischen Impedanz durchlaufen. Die akustische Impedanz ergibt sich aus dem Produkt von Dichte (p) und Schallgeschwindigkeit (c) des Mediums (materialabhängig).

$$Z = p \times c$$

An jedem Impedanzsprung entsteht eine Reflexion. Der reflektierte Anteil der Ultraschallwelle (Echo) nimmt mit dem Impedanzunterschied zu. Die Reflexion ist stark winkelabhängig, es gelten die gleichen Gesetze wie in der Optik. Wenn die Grenzfläche zwischen zwei Medien senkrecht getroffen wird, so kommt die reflektierte Welle in vollem Umfang zum Schallkopf zurück. Wird die Grenzfläche unter einem davon abweichenden Winkel getroffen, so erreicht nur ein Teil der Welle den zur Bildgebung genutzten Teil des Schallkopfs. Aus den auf den Schallkopf auftreffenden Reflexen wird schließlich das Ultraschallbild erzeugt. Der Wert der Impedanz in Weichteilgeweben ist ähnlich dem von Wasser, Luft oder Knochen besitzen eine davon stark abweichende Impedanz. Bei großen Impedanzsprüngen in an den Grenzflächen Gewebe/Luft oder Gewebe/Knochen wird die Schallenergie annähernd total reflektiert. Dahinter liegende Objekte können mit Ultraschall nicht mehr erfasst werden, man spricht von einem Schallschatten. Bei kleinen Impedanzsprüngen im Gewebe bleibt im durchdringenden Schallstrahl genügend Schallenergie erhalten, um weitere Reflexionen erzeugen zu können.

Streuung:

Streuung wird als Auffächerung einer räumlich gerichteten Welle definiert. Sind die Grenzflächen zwischen zwei Medien unterschiedlicher Impedanz aus Sicht einer Schallwellenfront rau, das heisst die Unebenheiten der Grenzfläche liegen in der Grössenordnung der Wellenlänge, führt dies dazu, dass der reflektierte Anteil der Schallwelle über einen bestimmten Raumwinkel gestreut wird. Dies hat für die Ultraschallbildgebung insbesondere Bedeutung, da die Gewebegrenzflächen überwiegend rau sind und selten senkrecht zum Ultraschallstrahl stehen, so dass es in den wenigsten Fällen zu einer reinen

Reflexion einer Schallwelle zur Ultraschallsonde zurückkommt. Eine kontinuierliche Darstellung von Organstrukturen ist damit nur durch die Darstellung von Streuechos möglich. Da der Ultraschallstrahl auf seinem Weg durch das Gewebe und nach Streuung auf dem Weg zur Sonde mehrfach erneut gestreut wird, überlagern sich mehrere Echos, die sich verstärken und/oder auslöschen können. Auf diese Weise entsteht das Interferenzmuster verschiedener Echos (acoustic speckles).

Da sich die Stärke der Streuung proportional zur vierten Potenz der Frequenz verhält, streuen Wellen hoher Frequenz deutlich mehr als niedrigfrequente.

1.4.2. Bildentstehung

1.4.2.1 A-Mode

Hierbei erfolgt die Amplitudenwiedergabe wie bei Messungen mit dem Oszillographen. Sie beruht auf einer Amplitudeauslenkung in einer einzeiligen Darstellung. Die von mehreren Grenzflächen zurückkehrenden Echos werden entsprechend der Laufzeit als hintereinander geschaltete Amplituden dargestellt. Dieses Verfahren wird als Amplitudenmodulation (A-Mode) bezeichnet. Das A- Bild zeigt also die Intensitätsverteilung der reflektierten Echos entlang des Schallpulses. Der A-Mode wird heute allenfalls noch bei der Echoenzephalographie, in der Augenheilkunde und im HNO-Bereich angewendet.

1.4.2.2. B-Mode

Der B-Mode ist eine Weiterentwicklung des A-Mode. Hierbei wird ein zweidimensionales Schnittbild erzeugt, welches zeilenförmig mit etwa 120 Bildzeilen ähnlich einem Fernsehbild aufgebaut wird. Es wird eine Helligkeitsverteilung entlang des Schallbündels auf dem Monitor dargestellt (B= Brightness), indem jedem Amplitudenwert ein Helligkeitswert (Grauwert) zwischen 0 und 100 zugeordnet wird. Einem Amplitudenwert von 0 bedeutet Schwarz, ein Wert von 100 Weiß. Hierdurch entsteht eine Linie aus hellen und dunklen Punkten.

Neben Richtung und Laufzeit des Schallpulses und der Intensität des Echos wird die Lokalisation der angesteuerten Kristalle am Schallkopf registriert. Aus diesen Daten wird sofort das Schnittbild erzeugt (Real-Time-Sonographie), der Schallkopf wird frei mit der Hand geführt. Bei der Real-Time-Sonographie wird ein Ultraschallpuls in eine bestimmte Richtung ausgesendet und Echos empfangen, deren Intensität in Grauwerte umgewandelt wird. Aus der Laufzeit des Pulses wird für jedes Echo unter Annahme einer konstanten Schallgeschwindigkeit die Ursprungstiefe berechnet. An der entsprechenden Position auf dem Bildschirm erscheint der zugehörige Grauwert als Bild. (Pixel).

1.4.2.3. M-Mode

Dieses Verfahren wird zur Registrierung von Bewegungsabläufen, zum Beispiel an Herzklappen und Herzwänden eingesetzt. Beim M-Mode wird die Intensität der Echos entlang des Schallstrahls in Grauwerte umgewandelt und wie bei einem Serienbild im zeitlichen Verlauf erfasst. So lassen sich Bewegungen anatomischer Strukturen (= reflektierende Grenzflächen) darstellen.

1.4.2.4. Doppler-Sonographie

CW - Doppler

im CW-Doppler (Continuous wave) werden zwei piezoelektrische Elemente verwendet, wobei ein Element kontinuierlich sendet und das andere die reflektierten Ultraschallimpulse empfängt. Die zurückkehrenden Echos werden auf ihr Frequenzspektrum im Vergleich zur ausgesandten Frequenz analysiert, akustisch und gegebenenfalls optisch dargestellt. Aus der Frequenzverschiebung lassen sich Strömungsrichtung und Flussgeschwindigkeit errechnen.

PW-Doppler

im Unterschied zum CW Doppler wird beim PW-Doppler-Verfahren (Pulsed Wave) nur ein piezoelektrisches Element verwendet, welches alternierend als Sender und Empfänger dient. Über ein in der Empfangszeit vorgegebenes Messtor werden die Echosignale registriert. Dadurch können Tiefe und Weite des Messvolumens (sample volume) bestimmt und ein Blutflussfluss ortsselektiv erfasst werden.

Farbdopplersonographie

Bei der Farbdopplersonographie werden die Dopplersignale von einem PW-Doppler registriert und aus dem Doppler-Shift die Flussrichtung und die Flussgeschwindigkeit ermittelt. Diese werden farblich codiert und dem B-Bild überlagert. Rottöne bedeuten „Flussrichtung auf den Schallkopf zu", Blautöne bedeuten „Flussrichtung vom Schallkopf weg". Die Farbabstufungen entsprechen dem effektiven Geschwindigkeitsvektor der Erythrozyten, der sich durch Vergleich mit dem im B-Bild eingeblendete Farbpalettenbalken ermitteln lässt

Duplexsonographie

Die Duplexsonographie ist eine Kombination aus Kurve (Spektral-Dopplersonographie) und Schnittbild (Farbdopplersonographie oder B-Bild).

1.4.3. Grundlagen der CEUS

1.4.3.1. Bubble-Behaviour und Incident Pressure

Ein wichtiger Faktor in der Kontrastmittelsonographie ist die Interaktion zwischen dem Kontrastmittel und den Ultraschallwellen. Anders als normales Gewebe streuen die im Kontrastmittel enthaltenen Mikrobläschen die Schallwellen abhängig vom verwendeten Schalldruck. Es lassen sich grob drei verschiedene Arten der Streuung unterscheiden, die vom Spitzendruck des eingesetzten Schalls abhängen.

Bei niedrigem Druck, entsprechend einer niedrigen Sendeleistung des Scanners, bewirken die Kontrastmittel eine lineare Rückstreuung, was in einer Verstärkung des vom Blut reflektierten Signals resultiert. Dies wird als lineares Verhalten bezeichnet.

Bei zunehmenden Schalldrücken grösser 50-100kPa – im allgemeinen weit niedriger als die bei Standardscans verwendete Sendeleistung- beginnt die Rückstreuung des Kontrastmittels aufgrund der Oszillation der Bläschen nichtlineare Charakteristika anzunehmen, wie zum Beispiel die Emission von

Ober- und Unterwellen. Die Detektion dieser Ober- und Unterwellen bildet die Grundlage für die kontrastmittelspezifischen Modi der Bildgebung, wie zum Beispiel des Harmonic Imaging und des Puls-Inversions-Modus.

Bei einer weiteren Erhöhung der Sendeleistung auf Schalldrücke über 1 MPa – nahe dem Maximaldruck eines konventionellen Scanners- emittieren die meisten Kontrastmittel aufgrund der nun auftretenden Instabilität ein kurzes nichtlineares Signal, welches letztendlich in der Zerstörung der Bläschen resultiert. Dieses Verhalten bildet die Grundlage des sogenannten Triggered-Imaging.

1.4.3.2. Mechanischer Index

Der mechanische Index ist ein Parameter für die Intensität der Schallleistung eines Schallkopfs. Er ist definiert als der maximale negative Druck im Gewebe geteilt durch das Quadrat der Sendefrequenz. Die Berechnung des MI-Wertes geht von Standardannahmen im Hinblick auf die Schallfeldgeometrie und Attenuation im Gewebe aus. Die in das Gewebe eingestrahlte Energie ist allerdings von weiteren wesentlichen Parametern, z.B. der Pulslänge, abhängig, so dass der mechanische Index nur als ein grober Anhaltspunkt gelten kann. Der MI liegt bei den aktuell verwendeten Unltraschallsystemen zumeist zwischen 01 und < 2,0. Trotz seiner eingeschränkten Aussagekraft und der geringen Vergleichbarkeit ist der MI einer der wichtigsten Parameter bei einer kontrastmittelunterstützten sonographischen Untersuchung.

1.4.3.3. Harmonic Imaging (HI)

Bei dieser Bildgebung werden harmonische Signale, das heißt Vielfache oder Bruchteile der Sendegrundfrequenz f, also 2f, 3f oder 1/2f, 1/3f, verwendet. Diese werden nicht im Ultraschallgerät selbst erzeugt, sondern enstehen im menschlichen Körper entweder durch Interaktion der Schallwellen mit dem Gewebe alleine oder mit Kontrastmitteln..Wegen der vielen Vorteile der harmonischen Bildgebung (s.u.) wurde die notwendige Technologie seit einigen Jahren in neue Ulltraschallgeräte implementiert.

Interaktionen mit Kontrastmitteln

Wenn das ausgesendete Ultraschallsignall auf ein Kontrastmittelbläschen trifft, erzeugt dieses zwei Arten von Echos. Das eine Echo hat –wie bei der konventionellen Bildgebung- die gleiche Wellenlänge wie das gesendete Signal. Die Sende- und Empfangssignale unterscheiden sich nur insofern, als dass das Empfangssignal durch Gewebeabsorption und –streuung an Intensität verliert. Das zweite Echo hingegen entsteht durch Vibration des Bläschens selbst, als Antwort auf das eintreffende Ultraschallsignal. Die Mikrobläschen fungieren in diesem Fall also als aktive Schallquelle. Diese Vibration erzeugt ein harmonisches Signal in der Vielfachen der Grundfrequenz des ursprünglichen Ultraschallsignals. Der wesentliche physikalische Grund für die Generierung harmonischer Frequenzen durch Mikrobläschen ist die Tatsache, dass es sich um Gasbläschen handelt. Gase sind besonders kompressibel, weswegen die Vibrationsantwort der Mikrobläschen nicht unbedingt proportional zum angewendeten Druck ist. Bei höheren Schalldrücken (hoher Sendeleistung) werden die induzierten Resonanzschwingungen so stark, dass die Bläschen zerreißen. Bei ihrem Untergang geben die Bläschen ein finales Schallsignal ab, eine so genannte stimulierte akustische Emission (SAE).

Nichtlineare Wechselwirkungen mit Gewebe

Auch in Abwesenheit von Kontrastmitteln treten im Gewebe nichtlineare Wechselwirkungen mit Ultraschall auf, allerdings deutlich weniger als mit Kontrastmitteln. Ultraschallwellen erzeugen im Gewebe Zonen erhöhten Drucks und Zonen verminderten Drucks (Wechseldruck). In Zonen erhöhten Druckes wird das Gewebe komprimiert, wodurch die Schallgeschwindigkeit vorübergehend zunimmt. In Zonen verminderten Drucs entspannt sich das Gewebe, so dass die Schallgeschwindigkeit abnimmt. Dadurch ändert sich die Form des Schallpulses, und zwar umso mehr, je größer seine Eindringtiefe ist. Die Verzerrung des Schallpulses induziert - mit wachsender Eindringtiefe zunehmend - harmonische Schwingungen. Mit zunehmender Laufzeit verbreitet sich deshalb das Sendefrequenzband kontinuierlich, vorzugsweise zu höheren Frequenzen hin, allerdings mit viel geringerer Amplitude als bei Reflexionen an Mikrobläschen.

Klassisches Harmonic Imaging

Durch eine spezielle Filterung des empfangenen Signals werden ausser einem schmalen Bereich um die doppelte Mittenfrequenz alle anderen Anteile einschließlich des Mittenfrequenzbandes eliminiert. Dies bewirkt bei Einsatz von Ultraschallkontrastmitteln eine relative Unterdrückung des Normalgewebes im Vergleich zu den Mikrobläschen. Deshalb kann sie dazu eingesetzt werden, den Kontrast zwischen Geweben zu erhöhen, die Mikrobläschen in unterschiedlichem Ausmaß anreichern.

Wide Band Harmonic Imaging /Pulse inversion Technik

Kurz hintereinander werden zwei um 180° invertierte identische Impulse in den Körper hinein gesendet. Wenn man die zurücklaufenden Signale der ausgesandten Sendeimpulse addiert, heben sich die linearen Echos gegenseitig auf, während die durch nichtlineare Effekte verzerrten Signale sich aufsummieren und sich zur Bildgebung nutzen lassen. Als Resultat werden die Grundfrequenzen sowie die ungeraden harmonischen Signalanteile unterdrückt, während die geraden harmonischen Signalanteile –insbesondere die zweiten harmonischen („second harmonic") Anteile verstärkt werden. Nur diese Anteile sowie die SAE (stimulierte akustische Emissionen, akustische Signale berstender Mikrobläschen) werden zur Bilderzeugung genutzt. Hierdurchlassen sich auch sehr schwache nichtlineare Wechselwirkungen für die Bildgebung nutzen.

Power pulse Inversion Imaging

Das Power-Pulse-Inversion-Verfahren verbindet die Erfassung der nicht-linearen Kontrastsignale mittels Pulse-inversion-Technik mit der Bewegungsdifferenzierung von Kontrastperfusion und Gewebe mittels Power-Doppler-Technik. Dabei werden nicht die addierten Signale der Pulse-Inversion-Technik für die Kontrastgebung weiterverarbeitet, sondern deren Phasenverschiebung durch die Kontrastbewegung. Basierend auf der Phasenverschiebung wird dann wiederum die Amplitude der Doppler-Frequenzen für die eigentliche Kontrastbildgebung verwendet. Hierdurch wird zum Beispiel eine Kontrastdarstellung der Myokardperfusion ermöglicht, bei der die Gewebesignale effektiv eliminiert sind.

Contrast Pulse Sequencing

Beim Contrast Pulse Sequencing (CPS®) wird Schallimpuls gesplittet in zahlreiche aufeinander folgende weniger intensive Einzelimpulse. Hierdurch kann in diesem Modus mit einer geringeren Sendeleistung als bei herkömmlichen Verfahren gearbeitet werden, wodurch lediglich eine minimale Zerstörung der Mikrobläschen auftritt. Durch die dadurch verlängerte Lebensdauer der Mikrobläschen kommt es zu einer längeren Verweildauer des Ultraschallkontrastmittels im Körper, wodurch die Mikrobläschen bis in die kleinsten Gefäßverzweigungen der Organe vordringen können. Die gesendeten Pulssequenzformen werden an den Mikrobläschen und am Gewebe reflektiert. Die registrierten Echosignale werden simultan verarbeitet und weisen sowohl lineare Echos (Gewebe) als auch nicht-lineare Echos höherer Ordnung (Mikrobläschen) auf.

Bei CPS® sendet das Ultraschallgerät für jede Bildlinie eine Serie von 3 Pulsen mit unterschiedlicher Amplitude und Phase aus (Cosgrove D. O., Blomley M. J. K., Eckersley R J, Harvey Ch. Innovative Verfahren in der ultraschallspezifischen Kontrastmittelbildgebung. electromedica 2002; 70 Heft 2). Zwei dieser Impulse sind phaseninvertiert, der dritte Puls liegt phasengleich mit dem ersten, allerdings mit der halben Amplitude (Cook A. Ultraschall und Kontrastmittel bei der Diagnose von Leberkrebs. Medical Solutions Magazine 2006; 66-70) Hierdurch kann das reflektierte Mikrobläschenecho vom Gewebeecho separiert werden. Durch Separation beider Echos kann das Ultraschallkontrastmittel mit höherer Amplitude dargestellt werden.

1.4.4. Kontrastmittel

1.4.4.1. Physikalische Grundlagen und Pharmakologie

Alle heute klinisch verwendeten oder sich in klinischer Testung befindenden Ultraschallkontrastmittel bestehen aus mikroskopisch kleinen Gasbläschen. Grund dafür ist der im Vergleich zu diesen Substanzklassen hohe Unterschied des Schallwiderstands (Impedanzsprung) zwischen Gas und umgebenden Gewebe. Gegenüber einer Verdoppelung (3dB) der Rückstreuung durch

Suspensionen führt Gas zu einer um den Faktor 1000 (30 dB) höheren Rückstreuung des Ultraschalls- dem entscheidenden Mechanismus für die konventionelle Bildgenerierung.

Darüber hinaus sind Gasbläschen im Gegensatz zu festen oder flüssigen Schall Reflektoren oder -streuern kompressibel, was eine Voraussetzung für resonanz-basierte Ultraschallverfahren wie beispielsweise Contrast Harmonic Imaging ist. Als erste in der Literatur dokumentierte Anwendung eines Ultraschallkontrastmittel gilt die Injektion von physiologischer Kochsalzlösung in die supravalvuläre Aorta zur Identifizierung der Aorta ascendens durch Gramiak und Shah 1968 während einer damals noch im M.-Mode aufgezeichneten Echokardiographie (Gramiak and Shah 415-18). Das unter der Injektion zwischen den beiden parallelen Wandstrukturen der Aorta beobachtete kräftige Echosignal war auf in der Lösung enthaltene und/oder beim Injektionsvorgang entstandene kleinste Luftbläschen zurückzuführen.

Die hohe Stabilität heute verwendeter Ultraschallkontrastmittel beruht zum einen auf dem Einsatz von Substanzen, die die Bläschenoberfläche stabilisieren beziehungsweise auf molekularer Ebene eine Art Kapsel bilden, zum anderen auf der Verwendung von Gasen, die gegenüber Luft ein deutlich geringeres Vermögen haben, aus dem Bläschen zu diffundieren und sich im Plasma zu lösen. Derartige Gasbläschen werden bei Änderungen des Umgebungsdrucks weniger schnell zerstört und lösen sich spontan langsamer auf.

1.4.4.2. Boluskinetikverfahren

Nach Applikation eines Kontrastmittelbolus werden Intensitätszeitverläufe (Time Intensity Curves) des Kontrastmitteleinstroms und –ausstroms in Arterien, Venen und Mikrozirkulation durch Contrast Harmonic Imaging der entsprechenden Gefäße beziehungsweise Gefäßregionen ermittelt. Eine semiquantitative Abschätzung der Perfusion anhand von Einzelparametern des Intensitätszeitverlaufs des Kontrastmittels im Gewebe wie z.B. der Gipfelintensität (Peak Intensity) oder Gipfelzeit (Time To Peak Intensity) ist möglich und korreliert mit entsprechenden kernspintomographischen Messungen (Meves et al. 2433-37),

1.4.4.3. Refillkinetik

Eine Kombination aus SAE und Contrast Harmonic Imaging kommt bei der Bestimmung der Wiederauffüllungskinetik (angloamerikanisch Refill Kinetics) zur Anwendung, die methodisch eine sonographische Quantifizierung des Kontrastmittelflusses (Blutflusses) in der Mikrozirkulation erlaubt (Wei et al. 473-83). Unter kontinuierlicher Kontrastmittelinfusion werden nach Erreichen einer konstanten Bläschenkonzentration in der Mikrozirkulation alle Mikrobläschen innerhalb einer Zielregion mittels eines starken Schallimpulses zerstört. Nach unterschiedlichen Zeitintervallen wird die wieder in die Zielregion eingeströmte Menge an Kontrastmittel anhand ihrer Signalintensität im Contrast Harmonic Imaging bestimmt. Die daraus erstellte Kurve zwischen Zeitintervall und Intensität der Kontrastmittelwiederauffüllung der Zielregion entspricht einer Exponentialfunktion, die anhand ihres Steigungskoeffizienten und Intensitätsmaximums mathematisch beschrieben werden kann. Mit diesem durch Anpassung ermittelten Parameter lässt sich der Kontrastmittelfluss als Produkt aus Steigungskoeffizient und Intensitätsmaximum berechnen.

1.4.4.4. SonoVue® Spezifikationen

SonoVue® ist in Europa für kardiale und vaskuläre Fragestellungen zugelassen. Durch Zugabe von physiologischer Kochsalzlösung zu dem lyophilisierten Pulver entsteht eine auf 5 mg/ml verdünnte Suspension. Das in den Mikrobläschen eingeschlossene Gasvolumen (Schwefelhexafluorid) beträgt 8µl / ml KM Die Dichte der Mikrobläschen beträgt 2×10^8 Mikrobläschen pro Milliliter Die Gasbläschen haben einen mittleren Durchmesser von 2,5 µm. Die Osmolarität der Dispersion bei Gabe von 4,8 ml Kochsalz entspricht 294 mosm/kg, der pH-Wert liegt zwischen 6.0 und 6.5. Die Bläschenoberfläche wird im Wesentlichen durch eine monomolekulare Phospholipidhülle stabilisiert. Weitere im Trockenpulver enthaltene stabilisierende Substanzen sind Palmitinsäure und Polyethylenglykol. Die Suspension ist nach Herstellung bei

Raumtemperatur über 6 h stabil und sollte bei längerem Stehen unmittelbar vor aufziehen der Injektionspritze und Injektion zur gleichmäßigen Durchmischung leicht geschwenkt werden. Zur extra- und intrakraniellen Diagnostik kann SonoVue als Bolus oder Infusion appliziert werden.

1.4.4.5. Klinische Anwendungen der Kontrastmittelsonographie

Der Schwerpunkt der Anwendung der CEUS liegt –neben kardiologischen und angiologischen Fragestellungen (Duerschmied et al. 505-12;Magnoni et al. 260-64;Pignoli et al. 1399-406) in der Gastroenterologie und der Hämato-Onkologie. Insbesondere zur Charakterisierung unklarer Raumforderungen im Bereich der Leber wird diese Untersuchungsmodalität mit Erfolg eingesetzt, wie eine Vielzahl von Studien belegt. Ein weiterer wichtiger Schwerpunkt der Kontrastmittelsonographie ist die Darstellung der Vaskularisierung maligner Tumoren. Diese Fragestellung hat vor allem aufgrund des mittlerweile breiten Einsatzes von Tyrosinkinaseinhibitoren und Angiogeneseinhibitoren in der Therapie maligner Erkrankungen an Bedeutung gewonnen: Durch den Einsatz der CEUS kann ein Therapieansprechen durch die Darstellung der Gefässdichte auch bei gleichbleibender Grösse der Raumforderung evaluiert werden. Dies ist im Rahmen dieser Indikationsstellung besonders wichtig, da bei der Therapie mit Tyrosinkonaseinhibitoren eine Abnahme der Gefässdichte mit konsekutiver Tumornekrose zeitlich deutlich vor einer Grössenabnahme der Raumforderung eintritt, so dass die Evaluation des Therapieansprechens nach RECIST hier deutlich eingeschränkt ist. Die Validität und der klinische Nutzen der Kontrastmittelsonographie zum Monitoring des Therapieansprechens in dieser Situation konnte durch zahlreiche Studien belegt werden. (Cosgrove and Lassau 156-64;Lamuraglia et al. 202-12;Lassau et al. 1267-73;Lassau et al. 1216-25)

2. Material und Methoden:

2.1. Population

2.1.1. Untersuchungszeitraum
Der Untersuchungszeitraum erstreckte sich von Februar 2008 bis Mai 2010.

2.1.2 Patienten
In dem oben genannten Zeitraum wurden insgesamt 18 Patienten mit neu diagnostiziertem oder rezidiviertem Multiplen Myelom mit messbaren extramedullären Raumforderungen untersucht sofern die Einschlusskriterien erfüllt und keine Kontraindikationen vorlagen.

2.1.3. Einschlusskriterien
Die Einschlusskriterien für die Fragestellungen 1. – 2. waren:
- histologisch gesichertes Myelom
- mindestens eine der Sonographie zugängliche extramedulläre Manifestation
- Indikation zur Therapieeinleitung mit Bortezomib, Lenalidomid oder Thalidomid, entweder als First-line Therapie bei Erstdiagnose oder in der Rezidivsituation.
- Alter 18-80 Jahre
- Vorliegen einer unterschriebenen Einverständniserklärung.

Als Auschlusskriterien für alle drei Fragestellungen galten:
- Patienten mit frischem Myokardinfarkt oder instabiler Angina Pectoris
- Patienten mit Verdacht auf Überempfindlichkeit gegen das Kontrastmittel
- Patienten, die in den vorangegangenen 30 Tagen vor Aufnahme in die Studie ein anderes Prüfpräparat erhalten hatten
- Patienten, die innerhalb der vorangegangenen 30 Tage vor Aufnahme in die Studie an einer anderen klinischen Studie teilgenommen hatten.
- Schwangerschaft, Stillzeit.

Die Aufnahme der Patienten erfolgte bei klinischem Verdacht auf ein neuaufgetretenes oder rezidiviertes Myelom. Bei Aufnahme erfolgten eine ausführliche Anamnese und eine klinische Untersuchung. Weiterhin erfolgte die Erhebung der unten aufgeführten hämatologischen Aktivitätsparameter sowie bei einem Großteil der Patienten (n=13, 86,7%) nach klinischer Indikation eine Low-Dose-Computertomographie (Horger et al. 1617-26). Die *Computertomographie* erfolgte im Median 2 Tage vor Therapieeinleitung und 5 Tage vor der CEUS.

Bei im Rahmen der o.g. Untersuchungen neu diagnostizierten oder bereits vorbekannten extramedullären Myelommanifestationen erfolgte eine ausführliche mündliche und schriftliche Aufklärung der Patienten über die kontrastmittel-unterstützte Sonographie gemäss der Deklaration von Helsinki. Nach der Aufklärung über den Ablauf der Untersuchung und eventuelle Nebenwirkungen des Kontrastmittels musste der Patient vor Studieneinschluss sein Einverständnis zur Teilnahme geben.

Nach Vorliegen einer schriftlichen Einverständniserklärung des Patienten erfolgte unmittelbar die Durchführung einer kontrastmittelverstärkten Sonographie durch Prof. Dr. med. M. Horger /J. Pintoffl oder Dr. med. O. Maksimovic (Klinik für Interventionelle und diagnostische Radiologie respektive Klinik für Hämatologie, Onkologie und Pulmologie am Universitätsklinikum Tübingen). Nach Untersuchung und Befundung der Läsionen durch die verschiedenen Abteilungen erfolgte die Datenerfassung ausschließlich durch den Doktoranden. Die Morphologie und das Verhalten der Läsionen bzgl. Ultraschall, CT, und ggf. MRT vom wurde vom Doktoranden bei der Dateneingabe mitbeurteilt und mit den Diagnosen der untersuchenden Ärzte abgeglichen.

2.2 Laborchemische Parameter

Im Rahmen der klinischen Routine wurden zum Zeitpunkt der Baseline- und der Follow-Up-Untersuchung folgende zur Verlaufskontrolle des Multiplen Myeloms etablierte klinisch-chemische Laborparameter kontrolliert:

Blutbild, Serumeiweisselektrophorese und –immunfixation, quantitative Immunglobulinbestimmung, FLC, B2m, 24h-SU mit Urineiweisselektrophorese und –immunfixation, B2M im Urin.

2.3. Durchführung der sonographischen Untersuchungen

2.3.1. Konventionelle (fundamentale) Sonographie

Nach entsprechender Aufklärung der Patienten erfolgte initial eine Baseline-Sonographie im- B-Mode zur genauen Erfassung der Lokalisation und der Grösse (Messung des grössten Durchmessers) der extramedullären Raumforderung sowie zur Festlegung des für die nachfolgenden CEUS verwendeten Schallfensters.

2.3.2. Farbkodierte Duplex-Sonographie

Nach der Fundamentaluntersuchung erfolgte eine orientierende Darstellung der Perfusion der Zielläsion mittels einer farbkodierten Duplexsonographie.

2.3.3. Kontrastmittelgestützte Sonographie

Untersuchungsablauf und Gerätetechnik:

Die Bilderfassung erfolgte mittels Contrast Pulsed Sequencing (Cadence® Contrast-Pulse sequencing-Modus, CPS®, Siemens Healthcare, Erlangen, Deutschland), der Mechanische Index lag zwischen 0,14 und 0,16. Sowohl die Untersuchung als auch die Kontrastmittelgabe liefen nach einem standardisierten Protokoll ab.

Die *Baseline-Untersuchungen* erfolgten im Median an Tag -1 (Tag -4 bis +6), die Verlaufskontrollen im Median an Tag +20 (Tag +6 bis Tag +95). Die kontrastmittel-unterstützten Untersuchungen wurden entweder von Prof. Dr. med. M. Horger, J. Pintoffl oder Dr. med. O. Maksimovic durchgeführt.

Nach der Einstellung eines entsprechenden Schallfensters erfolgte die Umstellung des Sonographiegerätes auf den CPS-Modus und die digitale Aufzeichnung. Nun erfolgte die intravenöse Bolusgabe des Kontrastmittels sowie direkt im Anschluss die Gabe von 5ml isotoner Kochsalzlösung über 3-4

Sekunden. Die Scandauer lag bei 90 Sekunden post injectionem, die Bildfrequenz bei 5 Bildern pro Sekunde. Am Ende der Mean-Transit-Time wurden die Kontrastmittel-Bläschen mittels eines High-MI-Impuses zerstört, nachfolgend wurde die Wiederanflutung des Kontrastmittels (Replenishment) über 90 Sekunden mit o.g. Bildfrequenz gemessen.

2.3.4. Verwendete Geräte/Substanzen

2.3.4.1. Sonographiegeräte

Sämtliche Untersuchungen mit einem „Sonoline Antares®" Gerät (Siemens Healthcare, Erlangen, Deutschland) durchgeführt. Verwendet wurde ein Convex-Array Abdomenschallkopf mit einer Frequenz von 3,5 Mhz.

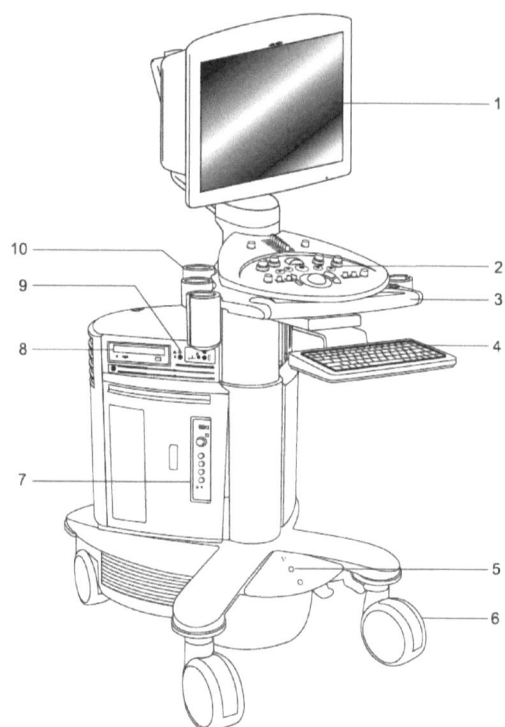

1 Vom Anwender verstellbarer Monitor mit zwei nach vorne gerichteten Lautsprechern
2 Verstellbares Bedienfeld
3 Vorderer Handgriff
4 Sprachspezifische alphanumerische Tastatur
5 Zentrale Bremsvorrichtung
6 Vordere Drehrollen
7 Physio-Platte
8 CD-R-Laufwerk (beschreibbare CD-Disk)
9 System EIN/AUS ⏻ (Bereitschaft)
10 Schallkopfhalter

Abb. 1; Sonoline Antares®" Gerät (Siemens Healthcare, Erlangen, Deutschland)

2.3.4.2. Ultraschall-Kontrastmittel

Als Ultraschall-Kontrastmittel wurde SonoVue® (Bracco GmbH, Konstanz, Deutschland). Es wurden 2,4 ml des Kontrastmittel zusammen mit 5ml NaCL 0,9% Kochsalzlösung innerhalb von 3-4 Sekunden über einen peripheren oder falls vorhanden- zentralvenösen Zugang appliziert.

2.4. Datenbearbeitung mittels Bracco Qontrast®-Software

Nach Erfassung der sonographischen Rohdaten erfolgte die Auswertung des Verlaufs der Signalintensität des Kontrastmittels mittels oben genannter Software. Nach Aufzeichnung der KM-Sonographie wurden so genannte "Regions of Interest" (ROI) in den gespeicherten Bildern definiert, innerhalb derer die Kontrastmitteldynamik evaluiert wurde. Die Rohdaten wurden entsprechend der Kinetik der Kontrastmittelanflutung ausgewertet.

Boluskinetik:

Durch oben beschriebene Bolusinjektion kann der Signalverlauf der Ultraschalkontrastmittels respektive des einzelnen Kontrastmittelbläschen quantitativ als Signaländerung pro Zeit gemessen und nachfolgend analysiert werden.

Eine graphische Darstellung der Kontrastmittel-Kinetik nach Bolusinjektion ist in der nachfolgenden Abbildung dargestellt.

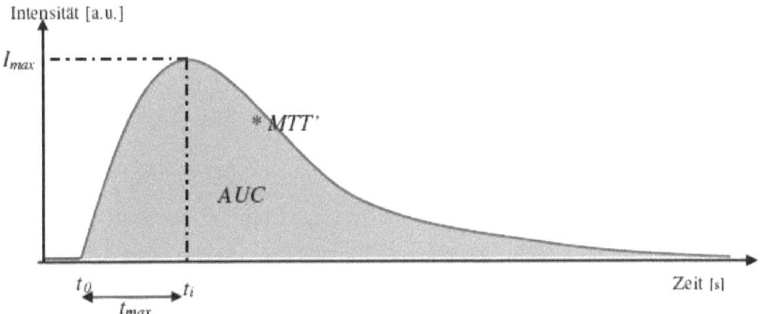

Abb.2; Kontrastmittel-Kinetik nach Bolusinjektion ; ti = Zeitpunkt des max. Intensitätswerts; t0 = Ankunftszeit des Bolus.

Angelehnt wurde die Theorie zur Beschreibung der Gewebeperfusion mit sonographisch erfassbaren Größen nach Bolusinjektion an computertomographische Untersuchungen (Miles 409-12;Miles, Hayball, and Dixon 643-45;Mullani and Gould 577-81)

Hierdurch können einfache Parameter der Boluskinetik des Kontrastmittels quantifiziert werden:

- die maximale Kontrastintensität I_{max},
- die Zeit bis zum Erreichen maximalen Signalintensität, *TTP* (time to peak), die sich wie folgt berechnet:

$$TTP = t_i - t_0$$

die Fläche unter der Kurve (AUC), die –bei einer homogenen Verteilung des Kontrastmittels im Blut ein Maß für das relative Blutvolumen darstellt (Levin et al. 166-71) und nach der unten aufgeführten Gleichung errechnet werden kann

$$AUC = \int_{t_0}^{t_{end}} I(t)dt.$$

Die relative mittlere Durchgangszeit, die *MTT'*, ist definiert als die relative mittlere Zeit, die das KM benötigt, um das Gefäßbett arteriellen zum venösen Ende zu passieren. Die MTT´ kann nach folgender Gleichung berechnet werden:

$$MTT' = \left[\int t \cdot I(t)dt\right] \cdot \left[\int I(t)dt\right]^{-1}.$$

Als weiterer Parameter lässt sich der maximale Intensitätsanstieg dI/dt|max mithilfe einer linearen Regressionsanalyse zwischen t0 und tmax bestimmen. dI/dt|max ist abhängig von der relativen Blutflussgeschwindigkeit

Der zeitliche Verlauf der Kontrastmittelintensität wird durch die sogenannte Gamma-Variate-Funktion (GV-Funktion) ermittelt:

$$I(t) = k \cdot (t - t_0)^\alpha \cdot e^{\frac{-(t-t_0)}{\beta}}.$$

Die Auswertung der sonographisch erfassten Daten erfolgte mittels der Qontrast®-Software (Bracco, Konstanz, Germany). Hierfür werden die die mittels Contrast-Pulsed-Sequencing erfassten Daten auf einen entsprechenden Rechner übertragen. Die Kontrastmittelintensität wird nachfolgend für jedes Bild (Frame) farblich kodiert. Nach manueller Auswahl der entsprechenden Frames werden die oben beschriebenen Parameter durch das Programm berechnet Sowohl die gesamte Raumforderung als auch die maximal perfundierten Areale wurden im Rahmen der Auswertung als Region-of-Interest (ROI) definiert.

Folgende Parameter wurden berechnet (Thijssen and de Korte 279-85;Della et al. 217-32;Bertolotto et al. 15-21;Blomley and Dawson 351-59) :

Peak Perfusion (Peak) in Prozent: Die maximale Signalintensität des Kontrastmittels,

Time-To-Peak (TTP) als die Zeit bis zum Erreichen der Peak Perfusion, gemessen in Sekunden.

Mean Transit Time (MTT) als die relative mittlere Zeit, die das KM benötigt, um das Gefäßbett vom arteriellen zum venösen Ende zu passieren,

Regional blood volume (RBV), welches der Area under the Curve (AUC) proportional ist,

Regional blood flow (RBF) als Ratio aus RBV/MTT.

SI_{max} als maximale Signalintensität,

SI_{mean} als mittlere Signalintensität,

s.d. als Standardabweichung der Signalintensität und das durch die Untersuchung im Rahmen der ROI-Bestimmung umzeichnete

Areal (Area), gemessen in cm^2.

Die grafische Darstellung der Parameter in einer Gamma-variate-Funktion sind dem folgenden Schaubild zu entnehmen:

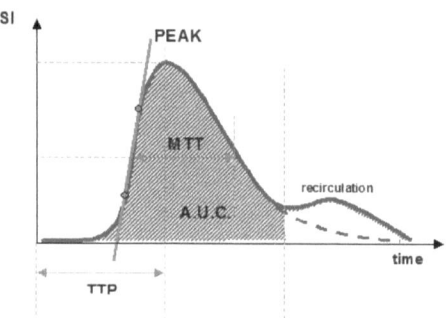

Abb.3; Gamma-variate-Funktion; SI: Signalintensität, TTP: Time to Peak, A.U.C: Area under the Curve; MTT: Mean Transit Time. ©Bracco Imaging

Die im Rahmen der Untersuchung gemessene Kurve der Signalintensität wird durch das Programm an die entsprechende mathematische Funktion, im Fall der Bolusinjektion an die Gamma-variate-Funktion angepasst. Dieser Vorgang wird beispielhaft in der untenstehenden Grafik dargestellt, wobei die blaue Kurve die gemessenen Werte abbildet, die grüne Kurve die berechneten/angepassten Werte. Auf der Ordinate ist die Zeit in Sekunden, auf der Abszisse die Signalintensität in Prozent abgebildet:

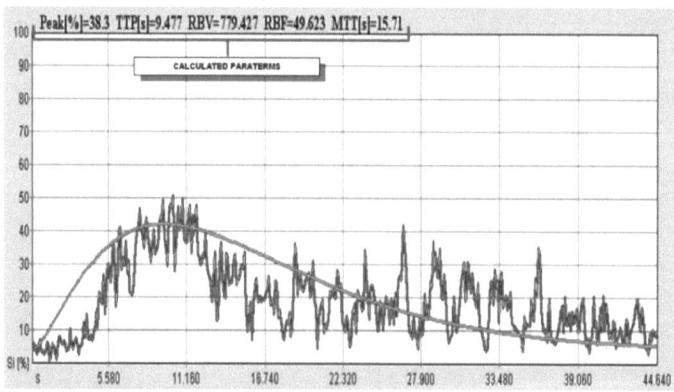

Abb. 4; Anpassung an die Gamma-variate-Funktion. ©Bracco Imaging

Wiederanflutungskinetik:

Das Prinzip der Wiederanflutung beruht auf der kurzfristigen Zerstörung sämtlicher Mikrobläschen, welche kurz zuvor durch eine Ultraschallkontrastmittelgabe injiziert worden sind, wobei die Zerstörung der Bläschen mittels einem oder mehrerer high-MI-Pulse (destruktive Schallpulse) von der Dauer weniger Mikrosekunden während einer Untersuchung erfolgt. In der unten eingefügten Abbildung ist ein schematischer Vergleich zwischen einer theoretischen Intensitäts-Zeit-Kurve ohne Zerstörung und einer aufgenommen Intensitäts-Zeit-Kurve mit Zerstörung der Mikrobläschen zu sehen.

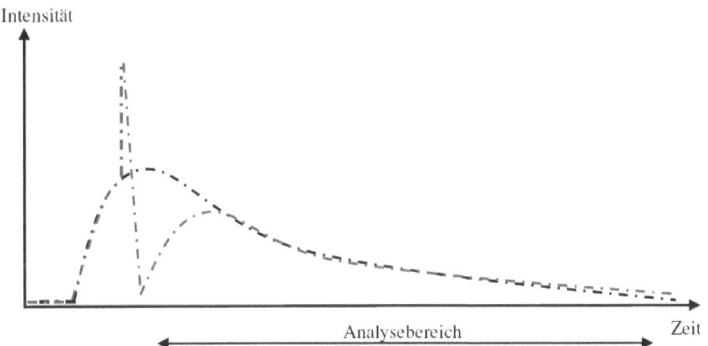

Abb. 5; Wiederanflutungskinetik.

Die rote Kurve stellt den aufgenommenen Kurvenverlauf da, die schwarze symbolisiert den theoretischen Kurvenverlauf ohne Zerstörung der Mikrobläschen dar. Die kurzfristig auftretende Signalerhöhung wird als SAE (stimulierte akustische Emission) bezeichnet. Die Wiederanflutungskinetik der Mikrobläschen wird im Falle der Qontrast® Software durch ein Exponential-Modell beschrieben. Die erfolgreiche Bestimmung der Perfusionsparameter nach diesem Modell erlaubt eine quantifizierte Aussage bezüglich der Tumorperfusion innerhalb der untersuchten Region.

Das Exponential-Modell wurde von von Wei et al. im Jahre 1998 entwickelt und erstmals beschrieben (Wei et al. 473-83; Krix, Kauczor, and Delorme 552-59)

Das Modell beschreibt einen exponentiellen Anstieg der Mikrobläschenkonzentration nach initialer Zerstörung. Dieser nähert sich asymptotisch einem Sättigungsplateau I_0 an, wobei sich der Kurvenverlauf mit Hilfe folgender Exponential-Funktion anpassen lässt:

$$I = I_0 \cdot [1 - \exp(-\beta \cdot t)].$$

Durch den hieraus errechneten Kurvenverlauf kann das Sättigungsplateau als Maß für das Blutvolumen B innerhalb der zu untersuchenden Körperregion bestimmt werden.

$$B \propto I_0.$$

Aus der Zeitkonstanten β kann mit Hilfe der Schallkopfbreite d die Blutflussgeschwindigkeit v errechnet werden.

$$v = \beta \cdot d.$$

Durch stark vereinfachte physiologische Annahmen weist dieses etablierte Modell einige Schwächen auf. So wird angenommen, dass das Blut nach der Zerstörung der Mikrobläschen mit einer konstanten Geschwindigkeit wiedereinströmt, wodurch eine quantitative Beurteilung der Geschwindigkeit nur eingeschränkt möglich ist. Das Modell ist dementsprechend limitiert, wenn das zu untersuchende Gewebe eine Verteilung verschiedener Blutflüsse und Gefäßrichtungen aufweist (Krix, Kauczor, and Delorme 552-59).

2.5. Statistische Auswertung

Gemäß der ersten Fragestellung wurden bei der Erstuntersuchung der Patienten soweit möglich die folgenden Daten erhoben:

Hämatologische Parameter
- Blutbild
- Serumeiweisselektrophorese und –immunfixation
- quantitative Immunglobulinbestimmung
- Bestimmung der freien Leichtketten im Serum
- FLC (freie Leichtketten)

- B2M (ß2-Mikroglobulin)
- 24h-SU mit Urineiweisselektrophorese und –immunfixation
- Bestimmung der freien Leichtketten im Urin
- ß2-Mikroglobulinbestimmung im Urin

Die laborchemische Diagnostik ist an die Diagnose- und Remissionskriterien der International Myeloma Working Group angelehnt. (Criteria for the classification of monoclonal gammapathies, multiple myeloma and related disorders: a report of the International Myeloma Working Group 749-57).

Sonographische Parameter
- *Fläche* der extramedullären Raumforderung in cm^2
- maximale Kontrastintensität (*Peak*)
- Zeit bis zum Erreichen maximalen Signalintensität, *TTP* (time to peak)
- relative mittlere Durchgangszeit *MTT'*
- lokaler Blutfluss (*RBF*)
- lokales Blutvolumen (*RBV*)
- maximaler Intensitätsanstieg (SI_{max})
- mittlerer Intensitätsanstieg (SI_{mean})
- Standardabweichung *s.d.*

Für die zweite Fragestellung erfolgte im Median an Tag +20 eine sonografische Verlaufskontrolle mit erneuter Erfassung der oben genannten Parameter. Im gleichen Zeitraum wurde ausserdem eine Kontrolle der hämatologischen Parameter durchgeführt um diese mit der Kontrastmittelintensität und damit der Tumorperfusion zu korrelieren.

Die Unterschiede der einzelnen Parameter in der Baseline- und der Follow-Up-Untersuchung wurden miteinander verglichen. Da aufgrund des kurzen Intervalls zwischen Baseline und Follow-Up eine Remissionsbeurteilung nach den Kriterien der IMWG nicht in Frage kam, wurden die hämatologischen Parameter prozentual miteinander verglichen. Hinsichtlich der sonographischen Daten wurde aufgrund fehlender standardisierter Verlaufparameter analog Verfahren.

3. Ergebnisse

3.1. Patientencharakteristika

Im Zeitraum zwischen Februar 2008 und Mai 2010 wurden insgesamt 18 Patienten mit neu diagnostiziertem oder rezidiviertem Multiplen Myelom untersucht sofern die Einschlusskriterien erfüllt und keine Kontraindikationen vorlagen. Für die Fragestellung 1), *die Charakterisierung extramedullärer Myelommanifestationen durch die kontrastmittelverstärkte Sonographie*, konnten alle 18 Patienten ausgewertet werden. Für die Fragestellung 2), die *kurzfristige Verlaufsbeurteilung des Perfusionsverhaltens extramedullärer Mylommanifestationen unter einer Therapie mit Bortezomib, Thalidomid oder Lenalidomid und Korrelation der durch die CEUS erhobenen Befunde mit konventionellen hämatologischen Aktivitätsparametern* gingen lediglich 10 Patienten in die Auswertung ein: Eine Patientin verstarb vor der Durchführung der Follow-Up Untersuchung, ein Patient wurde von der weiteren Auswertung ausgeschlossen, da nach Vorliegen der initialen Untersuchungsbefunde die Durchführung einer Hochdosis-Therapie beschlossen wurde, drei Patienten lehnten die Folgeuntersuchung aufgrund logistischer Schwierigkeiten ab, und weitere drei Patienten erschienen ohne Angabe von Gründen nicht bei der geplanten Follow-up-Untersuchung. Das Alter lag der Patienten lag zwischen 55 und 77 Jahren (Median 66 Jahre); 55% der Patienten waren männlichen Geschlechts. Die Mehrzahl der Patienten wiesen ein IgG-Myelom auf (70,5%), davon bestand bei zwei Dritteln ein IgG-Lamda- und bei einem Drittel der Patienten ein IgG-Kappa-Myelom. Jeweils 11,8% der Patienten wiesen ein IgA- respektive ein Leichtketten-Myelom auf. Bei einem Patienten lag ein nichtsekretorisches Myelom vor. Die mediane Erkrankungsdauer lag bei 30,5 Monaten (0 bis 189 Monate). Das Initialstadium nach Salmon und Durie konnte aufgrund fehlender Unterlagen lediglich bei 15 der 18 Patienten bestimmt werden. Bei 5,8% der Patienten lag ein Stadium I vor, bei 35,3% ein Stadium IIA und bei 52,9% ein Stadium III, davon 33% ein Stadium IIIB. Die retrospektive Einteilung nach ISS konnte aufgrund fehlender Werte für das ß2-Mikroglobulin bei 22% der Patienten nicht durchgeführt werden. Von den auswertbaren Patienten hatten 28.6% initial ein Stadium I, je 35,7% wiesen ein Stadium II respektive III nach ISS auf. Im Rahmen der Evaluation vor Untersuchungseinschluss erfolgte bei 94% der Patienten eine erneute Klassifizierung der Erkrankung nach ISS. Hier lag der Anteil der Patienten mit einem Stadium I bei 23,5%, je 35,3% der Patienten wiesen ein Stadium II respektive III auf. Die oben angeführten Daten sind in der folgenden Tabelle dargestellt.

	Patienten ITT (n=18)	%
Alter (Jahre)		
Median, Spanne	66 (55-77)	
Geschlecht		
(M/F)	10/8	
DS Stadium initial		
I	1	5,5
II	6	33,3
III	9	50
Fehlende Daten	2	11,1
ISS Stadium initial		
I	4	22,2
II	5	27,7
III	5	27,7
Fehlende Daten	4	22,2
ISS Stadium aktuell		
I	4	22,2
II	6	33,3
III	7	38,8
Fehlende Daten	1	5,5
Ig-Schwerkette		
IgG	11	61,1
IgA	4	22,2
Bence-Jones	2	11,1
Nicht-sekretorisch	1	5,5
Ig-Leichtkette		
κ	7	46,7
λ	8	53,3

Tabelle 6: Patientencharakteristika; DS: Durie-and-Salmon; ISS: International Staging System

Die Mehrzahl der Patienten hatte bereits eine oder mehrere Chemotherapien erhalten. Lediglich bei 2 Patienten war vor Studieneinschluss noch keine Therapie durchgeführt worden. 17,6 % der Patienten hatten nur eine Vortherapie erhalten, bei 70,5% der Patienten waren bereits zwei oder mehr Chemotherapien durchgeführt worden. Der Anteil der Patienten, die bereits eine Hochdosischemotherapie mit autologer Stammzelltransplantation erhalten hatten, lag bei 41,2%. Innerhalb dieser Gruppe waren bei 85,7% der Patienten 2 oder mehr Hochdosischemotherapien durchgeführt worden.

Systemtherapien

Im Rahmen der Erstdiagnose respektive Diagnose eines Myelomrezidiv erfolgte bei 94% der Patienten die Einleitung einer systemischen Therapie; eine Patientin lehnte die Einleitung einer Therapie ab. Die Therapien bestanden entweder aus einer Kombination von Thalidomid, Lenalidomid oder Bortezomib, jeweils plus Dexamethason plus X.

Bei dem überwiegenden Teil der Patienten (62,5%) wurde eine Therapie mit Bortezomib und Dexamethason eingeleitet, wobei bei zwei Patienten zusätzlich Adriamycin –im Rahmen einer Mobilisierungstherapie nach dem PAD-Schema- appliziert wurde. Bei jeweils einem Patienten wurde die Therapie um Cyclophosphamid respektive Melphalan ergänzt.

31% der Patienten erhielten eine Kombination aus Lenalidomid plus X, Thalidomid plus X wurde bei einem Patienten verabreicht.

3.2. Kontrastmittelsonographie

3.2.1. Zeitpunkt der Untersuchung

Im Rahmen der klinischen Routine wurde bei 88% der Patienten im Mittel 5,5 Tage vor der Kontrastmittelsonographie (Tag -12 bis Tag 0) und 6,4 Tage (Tag -32 bis Tag +2) vor Therapieeinleitung eine Ganzkörper-Computertomographie in Low-Dose Technik durchgeführt. Hierdurch erfolgte zum einen die Kontrolle bestehender osteolytischer Knochenveränderungen, der Nachweis oder Ausschluss pathologischer Frakturen, eine CT-morphologische Kontrolle der Knochenmarkinfiltration sowie der Nachweis respektive die Kontrolle extramedullärer Myelommanifestationen. Die häufigste Lokalisation der zur kontrastmittel-sonographischen Untersuchung herangezogenen Befunde war thorakal, bei insgesamt 10 Patienten (59%) konnten in diesem Bereich extramedulläre Raumforderungen nachgewiesen werden. Drei Patienten zeigten eine paravertebrale Raumforderung, während sich bei jeweils einem Patienten eine Raumforderung pleural, retroperitoneal, hepatisch sowie im Bereich des Sinus maxillaris und des rechten Acetabulums fand. 29% der Patienten hatten mehr als eine extramedulläre Raumforderung..

Die Kontrastmittelsonographie wurde –nach Vorliegen der schriftlichen Einverständniserklärung im Median einen Tag vor Therapieeinleitung durchgeführt (Tag -1 bis Tag 6). Die vor der Therapieeinleitung mittels B-Bild gemessene Grösse der EMM lag im Mittel bei 10,9cm^2 (2,45 -23,76 cm^2).

Die Follow-Up Untersuchung wurde im Median an Tag 20 nach Therapieeinleitung durchgeführt.

3.2.2. Gesamttumor

3.2.2.1. Baseline Bolusinjektion

In der den Gesamttumor definierenden Region of Interest wurden folgende Parameter ermittelt:

Die *Peak Perfusion* lag im Mittel bei 52,8% (4,4 bis 90,7, SD 24,4), die *Time-to-Peak* als Maß für die Steilheit der Kontrastmittelanflutung bei 9,3 Sekunden (0,8 bis 18,7 Sekunden, SD 5,0). Die mittlere *MTT* lag bei den 18 untersuchten Patienten bei 29,3 Sekunden (1,1 bis 266,7Sekunden, SD 59,9), das *Regional Blood Volume* (RBV) und der *Regional Blood Flow* bei 2335,1 (16,3 bis 23343,2, SD 5306,2) respektive 62,7 (3,5 bis 118,5, SD 32,4).

Als *maximale Signalintensität* konnte ein Wert von 80,5 ermittelt werden (27 bis 99, SD 20), die *mittlere Signalintensität* lag bei 52,7 (4 bis 91, SD 24,4, die *Standardabweichung der mittleren Signalintensität* bei 13,7 (4,5 bis 28,4, SD 6,1). Die mittlere sonographisch bestimmte *Fläche* der extramedullären Raumforderungen lag bei 10,9cm^2 (2,2 cm^2 bis 23,8 cm^2, SD 7,2).

3.2.2.2. Baseline Replenishment

Nach Messung der oben genannten Parameter erfolgte die Zerstörung der Kontrastmittel-Bläschen mittels eines Schallimpulses mit einem hohen mechanischen Index (High-MI-Impuls). Im Anschluss daran erfolgte die Messung der Wiederanflutung des Kontrastmittels (Replenishment).

Hier fand sich für den Gesamttumor eine eine *Peak Perfusion* von 41,5% (3,7 bis 65,5%, SD 18,8), die *TTP* lag bei 5,9 Sekunden (2,4 bis 8,6 Sekunden, SD 2,1) und die *MTT* bei 15,7 Sekunden (5,1 bis 52,9 Sekunden, SD 15,5). *RBV* und *RBF* waren 975,5 (29,6 bis 4252,4, SD 1338,0) respektive 50,33 (4,0 bis 84,8, SD 24,7). Die *maximale Signalintensität* wurde bei 67,3 (31,0 bis 89,0, SD 19,5) ermittelt, die *mittlere Signalintensität* bei 41,1 (4,0 bis 66,0, SD 18,6) und die *Standardabweichung der mittleren Signalintensität* bei 9,2 (3,6 bis 13,7, SD 3,8).

3.2.2.3. Follow-Up Bolusinjektion

Die Follow-Up-Untersuchungen konnten aus den oben genannten Gründen lediglich bei 56% der initial untersuchten Patienten (n=10) durchgeführt werden. Bei der Follow-Up-Untersuchung des Gesamttumors fand sich eine mittlere *Peak Perfusion* von 41,2 (4,1 bis 74,8, SD 26,3), die *TTP* lag bei 7,2 Sekunden (1,5 bis 11,7 Sekunden, SD 2,8). Das gemessene mittlere *RBV* lag bei 4820,1 (29,7 bis 44100,1, SD 13806,2), das *RBF* bei 47,9 (14,6 bis 88,7, SD 27,4). Die mittlere Dauer der *MTT* waren 57,7 Sekunden (1,6 bis 497,0 Sekunden, SD 154,4). Für die *maximale* und die *mittlere Signalintensität* wurden Werte von 74,5 (44,0 bis 99,0, SD 22,2) respektive 41,6 (4,0bis 75,0, SD 26,3) ermittelt, der Mittelwert der patientenspezifischen *Standardabweichung der maximalen Perfusion* lag bei 11,5 (5,6 bis 21,2, SD 5,3). Die *mittlere Fläche* des Gesamttumors waren 7,8 cm^2 (2,0 bis 19,3cm^2, SD 6,4).

3.2.2.4. Follow-Up Replenishment

Die Replenishment-Untersuchung des Gesamttumors ergab im Follow-Up folgende Ergebnisse:
Peak Perfusion 36,5% (20,6 bis 61,0%, SD 15,5), *TTP* 3,2 Sekunden (1,0 bis 6,2 Sekunden, SD 1,7), *Regional Blood Volume* im Mittel 1017,6 (104,8 bis 4419,8, SD 1681,7), *RBF* 42,9 (23,0 bis 77,0, SD 21,5). Die *MTT* lag bei 15,7 Sekunden (2,6 bis 57,4 Sekunden, SD 20,9), die *maximale Signalintensität* im Mittel bei 58,2 (34,0 bis 83,0, SD 20,6), die *mittlere Signalintensität* bei 36,2 (21,0 bis 61,0, SD 15,7) und die *Standardabweichung der maximalen Signalintensität* bei 7,6 (2,5 bis 12,0, SD 3,6). Bei den Replenishment Untersuchungen wurde die *Tumorfläche* im Mittel mit 3,2 cm^2 vermessen (0,2 bis 9,6, SD 3,4).

3.2.3. Maximal perfundiertes Tumorareal

3.2.3.1 Baseline Bolusinjektion
In den maximal perfundierten Tumorarealen lag die durchschnittliche in der Baseline Untersuchung gemessene *Peak Perfusion* bei 67,2 (19,6 bis 95, SD 22,6), die *TTP* bei 8,8 Sekunden (0,8 bis 17,7 Sekunden, SD 4,3) und die mittlere *MTT* bei 32,9 Sekunden (1,1 bis 333,2 Sekunden, SD 75,4).
Die Werte für das *RBV* und den *RBF* lagen im Mittel bei 3383,8 (21,1 bis 36701,9, SD 8375,8) respektive 6196,2 (19,3 bis 110156,0, SD 25945,0) ; als *mittlere maximale Signalintensität* wurde 80,5 (27,0 bis 99,0 , SD 19,9) ermittelt, die *mittlere durchschnittliche Signalintensität* pro Patient lag bei 67,1 (19,0 bis 95,0, SD 22,7) und die entsprechende *Standardabweichung* bei 6,5 (2,0 bis 13,6, SD 3,0). Die durchschnittliche *Grösse* des maximal perfundierten Tumorareals lag bei 3,6 cm^2 (0,1 bis 9,9 cm^2, SD 3,4).

3.2.3.2. Baseline Replenishment
Die oben beschriebenen Replenishment Messungen wurden auch für die maximal perfundierten Tumor-Areale durchgeführt mit folgenden Ergebnissen:
Peak Perfusion bei 48,7% (12,8 bis 71,1%, SD 20,7), *TTP* und *MTT* Dauer 5,8 Sekunden (2,4 bis 9,0 Sekunden, SD 2,1) respektive 18,3 Sekunden (1,6 bis

70,5 Sekunden, SD 23,6), mittleres *RBV* 1482,9 (71,3 bis 6224,5, SD 2172,6), mittlerer *RBF* 60,3 (12,0 bis 92,2, SD 28,1). Die SI_{max} lag bei 66,9 (26,0 bis 91,0, SD 22,6), die *mittlere Signalintensität* bei 51,5 (13,0 – 71,0, SD 22,0) und die *Standardabweichung* der mittleren Signalintensität bei 6,1 (3,1 *bis 8,3, SD 2,0).*

3.2.3.3. Follow-Up Bolusinjektion

Auch in der Follow-Up-Untersuchung wurden eine ROI als das Areal der maximalen Perfusion definiert. Hier lag die *maximale Perfusion* im Mittel bei 53,1 (7,5 bis 87,7, SD 27,0), die *TTP* bei 7,6 Sekunden (1,9 bis 11,2 Sekunden, SD 3,2), *RBV* und *RBF* bei 7820,4 (61,3 bis 71533,1, SD 22393,5) respektive 62,4 (5,3bis 106,8, SD 31,8). Die mittlere *MTT*-Dauer waren 77,7 Sekunden (2,6 bis 669,5 Sekunden, SD 208,0). Der Mittelwert der *maximalen Signalintensität* lag bei 71,3 (23,0 bis 99.0, SD 27,2), für die *mittlere Intensität* bei 54,4 (8,0 bis 88,0, SD 26,2) und für die *Standardabweichung* bei 7,9 (4,5 bis 18,6, SD 4,4). Die *Fläche* des maximal perfundierten Areals lag im Schnitt bei 2,1 cm^2 (0,2 bis 5,4 cm^2, SD 1,8).

3.2.3.4. Follow-Up-Replenishment

Für das maximal perfundierte Tumorareal wurde im Follow-Up eine Replenishment Untersuchung durchgeführt. Die *maximale Perfusion* lag bei 48,7 (32,5 bis 67,9, SD 15,2), die *TTP* bei 3,4 Sekunden (1,0 bis 6,1 Sekunden, SD 1,8). *RBV* und *RBF* waren 1699,4 (188,9 bis 6082,9, SD 2486,0) und 57,3 (38,5 bis 87,1, SD 23,5). Die Dauer der *MTT* lag bei 22,7 Sekunden (4,4 bis 69,8 Sekunden, SD 27,2), der Mittelwert der *maximalen Perfusion* war 61,2 (43,0 bis 83,0, SD 17,0); die *mittlere Perfusion* der einzelnen Patienten lag im Schnitt bei 48,0 (29,0 bis 68,0, SD 16,0) und die entsprechende *Standardabweichung* bei 5,8 (3,3 bis 7,2, SD 1,5). Die mittlere im Replenishment gemessene *Fläche* betrug 1,8 cm^2 (0,1 bis 6,5 cm^2, SD 2,6).

3.2.4. Tabellarische Auflistung der sonographischen Parameter

Die bei der Baseline- und der Follow-Up-Untersuchung erhobenen kontrastmittelsonographischen Daten sind im folgenden nochmals detailliert für die einzelnen Patienten dargestellt.

	Nr.	1		Paraprotein	IgA kappa			
	Geschlecht	f		ISS aktuell	2			
	Alter	75		Therapien	3			
	Erkrankungs-dauer (Monate)	39		Lokalisation	Retroperitoneal			
	Gesamttumor				Maximal perfundiertes Areal			
	Baseline Bolus	Baseline RPL	Follow-Up Bolus	Follow-Up RPL	Baseline Bolus	Baseline RPL	Follow-Up Bolus	Follow-Up RPL
Peak (%)	76,4	28,9	74,8	33,6	86,9	46,2	78,4	42,0
TTP (sec)	9,1	6,1	9,0	3,3	9,2	8,3	9,3	3,6
RBV	1588,3	373,2	889,4	151,2	2021,1	697,1	935,8	181,9
RBF	96,5	34,5	76,9	34,8	141,1	55,0	79,8	42,0
MTT (sec)	16,5	10,8	1,6	4,4	17,7	12,7	11,7	4,5
SI_{max}	99,0	74,0	91,0	58,0	99,0	74,0	91,0	50,0
SI_{mean}	76,0	29,0	75,0	34,0	87,0	46,0	78,0	42,0
s.d.	18,7	13,7	8,0	6,7	7,2	10,4	4,9	6,4
Areal (cm²)	15,7	25,7	7,7	1,6	9,9	6,0	5,0	0,3

Tabelle 7; TTP:Time to Peak, RBV:Regional Blood Volume, RBF: Regional Blood Flow, MTT: Mean Transit Time, SI_{max}: Maximale Signalintensität, SI_{mean}: Mittlere Signalintensität, s.d.: Standardabweichung, RPL: Replenishment.

Abb. 6: Patient 1: Baseline Untersuchung Bolusinjektion:

a) Gesamttumor   b) maximal perfundiertes Areal

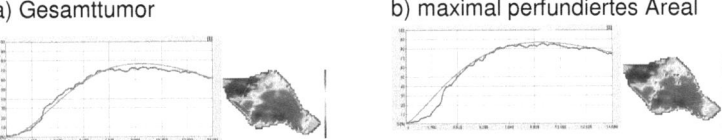

Abb. 7; Patient 1: Baseline Untersuchung Replenishment:

a) Gesamttumor   b) maximal perfundiertes Areal

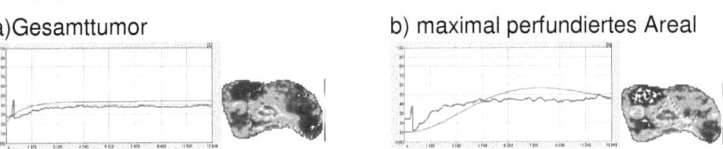

Abb. 8; Patient 1: Follow-Up Untersuchung Bolusinjektion

a) Gesamttumor

b) maximal perfundiertes Areal

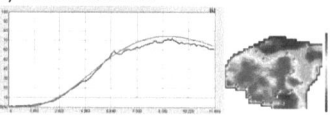 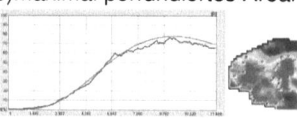

Abb. 9; Patient 1: Follow Up Untersuchung Replenishment

a) Gesamttumor

b) maximal perfundiertes Areal

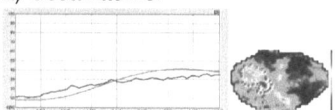 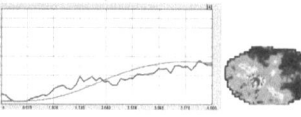

	Nr.	2			Paraprotein	IgG kappa		
	Geschlecht	m			ISS aktuell	2		
	Alter	64			Therapien	4		
	Erkrankungs-dauer (Monate)	67			Lokalisation	pleural		
	Gesamttumor				Maximal perfundiertes Areal			
	Baseline Bolus	Baseline RPL	Follow-Up Bolus	Follow-Up RPL	Baseline Bolus	Baseline RPL	Follow-Up Bolus	Follow-Up RPL
Peak(%)	68,2	37,9	16,8	ND	74,5	ND	60,3	ND
TTP (sec)	9,5	6,3	7,3	ND	9,7	ND	11,2	ND
RBV	1166,1	475,9	214,9	ND	1296,0	ND	960,7	ND
RBF	80,7	48,1	17,0	ND	98,5	ND	62,0	ND
MTT (sec)	14,5	9,9	12,7	ND	14,5	ND	15,5	ND
SI_{max}	88,0	49,0	99,0	ND	87,0	ND	99,0	ND
SI_{mean}	68,0	38,0	17,0	ND	74,0	ND	60,0	ND
s.d.	11,1	3,6	21,2	ND	6,4	ND	18,6	ND
Areal (cm²)	2,5	0,5	2,5	ND	1,5	ND	0,4	ND

Tabelle 8; TTP:Time to Peak, RBV:Regional Blood Volume, RBF: Regional Blood Flow, MTT: Mean Transit Time, SI_{max}: Maximale Signalintensität, SI_{mean}: Mittlere Signalintensität, s.d.: Standardabweichung, RPL: Replenishment.

Abb. 10; Patient 2: Baseline Untersuchung Bolusinjektion:

a) Gesamttumor

b) maximal perfundiertes Areal

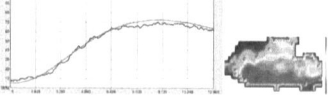 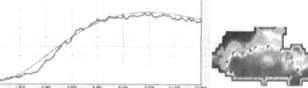

Abb. 11; Patient 2: Baseline Untersuchung Replenishment

a) Gesamttumor

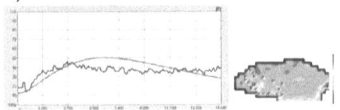

Abb. 12; Patient 2: Follow Up Untersuchung Boluskinetik

a) Gesamttumor   b) maximal perfundiertes Areal

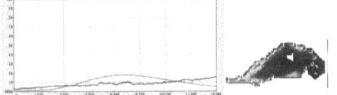 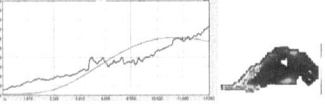

	Nr.	3		Paraprotein	Bence-Jones		
	Geschlecht	m		ISS aktuell	3		
	Alter	69		Therapien	0		
	Erkrankungs-dauer (Monate)	0		Lokalisation	thorakal		
	Gesamttumor				Maximal perfundiertes Areal		
	Baseline Bolus	Baseline RPL	Follow-Up Bolus	Follow-Up RPL	Baseline Bolus	Baseline RPL	Follow-Up Bolus	Follow-Up RPL
Peak(%)	36,7	ND	21,6	ND	49,7	12,8	31,2	ND
TTP (sec)	7,5	ND	6,8	ND	7,1	5,2	5,6	ND
RBV	429,2	ND	178,5	ND	599,4	71,3	258,3	ND
RBF	41,3	ND	21,7	ND	58,3	12,0	34,3	ND
MTT (sec)	10,4	ND	8,2	ND	10,3	6,0	7,5	ND
SI_{max}	63,0	ND	44,0	ND	63,0	26,0	44,0	ND
SI_{mean}	37,0	ND	22,0	ND	50,0	13,0	31,0	ND
s.d.	11,8	ND	7,3	ND	5,9	4,2	4,6	ND
Areal (cm^2)	21,8	ND	19,3	ND	7,7	1,1	2,0	ND

Tabelle 9; TTP:Time to Peak, RBV:Regional Blood Volume, RBF: Regional Blood Flow, MTT: Mean Transit Time, SI_{max}: Maximale Signalintensität, SI_{mean}: Mittlere Signalintensität, s.d.: Standardabweichung, RPL: Replenishment.

Abb. 13; Patient 3: Baseline Untersuchung Bolusinjektion

a) Gesamttumor   b)maximal perfundiertes Areal

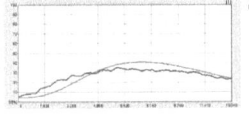 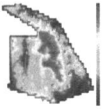 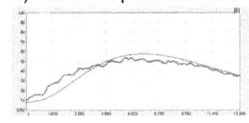 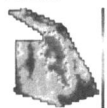

Abb. 14; Patient 3: Baseline Untersuchung Replenishment:

a) maximal perfundiertes Areal

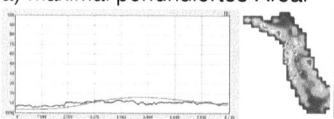

Abb. 15; Patient 3: Follow Up Untersuchung Bolusinjektion:

a) Gesamttumor   b) maximal perfundiertes Areal

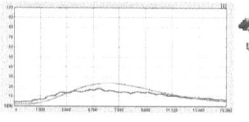 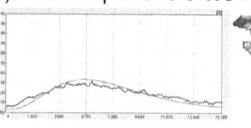

	Nr.	4			Paraprotein	IgA kappa		
	Geschlecht	m			ISS aktuell	1		
	Alter	69			Therapien	2		
	Erkrankungs-dauer (Monate)	8			Lokalisation	Hepar		
	Gesamttumor				Maximal perfundiertes Areal			
	Baseline Bolus	Baseline RPL	Follow-Up Bolus	Follow-Up RPL	Baseline Bolus	Baseline RPL	Follow-Up Bolus	Follow-Up RPL
Peak(%)	39,5	nk	15,1	ND	53,2	28,6	24,1	ND
TTP (sec)	18,7	nk	1,5	ND	13,0	6,0	1,9	ND
RBV	1107,7	nk	29,7	ND	1366,5	278,9	61,3	ND
RBF	47,2	nk	14,6	ND	66,9	33,8	24,1	ND
MTT (sec)	23,5	nk	2,0	ND	20,4	8,3	2,6	ND
SI_{max}	72,0	nk	47,0	ND	72,0	44,0	45,0	ND
SI_{mean}	39,0	nk	15,0	ND	53,0	29,0	24,0	ND
s.d.	14,1	nk	8,2	ND	6,1	4,9	9,2	ND
Areal (cm^2)	22,0	nk	7,5	ND	9,9	5,6	1,0	ND

Tabelle 10; TTP:Time to Peak, RBV:Regional Blood Volume, RBF: Regional Blood Flow, MTT: Mean Transit Time, SI_{max}: Maximale Signalintensität, SI_{mean}: Mittlere Signalintensität, s.d.: Standardabweichung, RPL: Replenishment.

Abb. 16; Patient 4: Baseline Untersuchung Bolusinjektion

a) Gesamttumor   b) maximal perfundiertes Areal

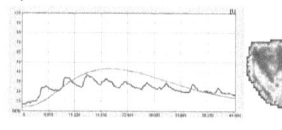 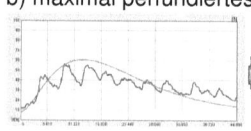

Abb. 17; Patient 4: Baseline Untersuchung Replenishment:

a) maximal perfundiertes Areal

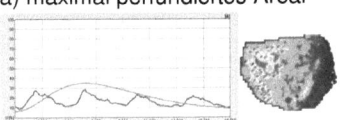

Abb. 18; Patient 4: Follow Up Untersuchung Bolus:

a) Gesamttumor   b) maximal perfundiertes Areal

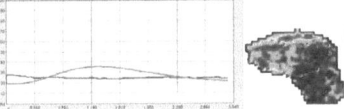 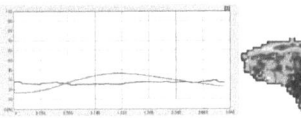

	Nr.	5			Paraprotein	IgG lambda		
	Geschlecht	f			ISS aktuell	2		
	Alter	66			Therapien	0		
	Erkrankungs-dauer (Monate)	0			Lokalisation	Paravertebral		
	Gesamttumor				Maximal perfundiertes Areal			
	Baseline Bolus	Baseline RPL	Follow-Up Bolus	Follow-Up RPL	Baseline Bolus	Baseline RPL	Follow-Up Bolus	Follow-Up RPL
Peak(%)	74,1	40,5	51,0	20,6	83,5	ND	63,8	ND
TTP (sec)	9,3	8,1	6,6	2,9	8,9	ND	6,9	ND
RBV	1310,0	491,0	568,1	104,8	1585,5	ND	872,6	ND
RBF	89,8	44,0	57,6	24,1	105,6	ND	75,7	ND
MTT (sec)	14,6	11,2	9,9	4,3	15,0	ND	11,5	ND
SI_{max}	97,0	73,0	85,0	34,0	96,0	ND	85,0	ND
SI_{mean}	74,0	40,0	51,0	21,0	83,0	ND	64,0	ND
s.d.	12,6	13,5	12,0	5,2	5,6	ND	8,6	ND
Areal (cm^2)	7,3	1,2	3,9	0,2	2,5	ND	1,2	ND

Tabelle 11; TTP:Time to Peak, RBV:Regional Blood Volume, RBF: Regional Blood Flow, MTT: Mean Transit Time, SI$_{max}$: Maximale Signalintensität, SI$_{mean}$: Mittlere Signalintensität, s.d.: Standardabweichung, RPL: Replenishment.

Abb. 19; Patient 5: Baseline Untersuchung Bolusinjektion:

a) Gesamttumor   b)maximal perfundiertes Areal

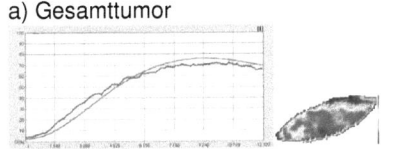 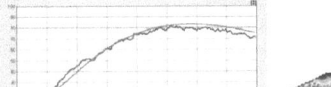

Abb. 20; Patient 5 Follow Up Untersuchung Bolus:

a) Gesamttumor

b) maximal perfundiertes Areal

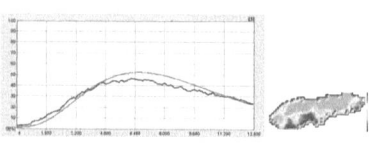
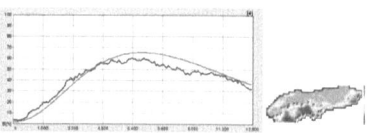

Abb. 21; Patient 5 Follow Up Untersuchung Replenishment :

a) Gesamttumor

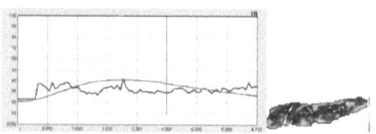

Nr.	6			Paraprotein	IgG lambda			
Geschlecht	f			ISS aktuell	nk			
Alter	73			Therapien	4			
Erkrankungs-dauer (Monate)	84			Lokalisation	Thorakal			
	Gesamttumor				Maximal perfundiertes Areal			
	Baseline Bolus	Baseline RPL	Follow-Up Bolus	Follow-Up RPL	Baseline Bolus	Baseline RPL	Follow-Up Bolus	Follow-Up RPL
Peak(%)	13,8	ND	ND	ND	19,6	ND	ND	ND
TTP (sec)	0,8	ND	ND	ND	0,8	ND	ND	ND
RBV	16,3	ND	ND	ND	21,1	ND	ND	ND
RBF	14,2	ND	ND	ND	19,3	ND	ND	ND
MTT (sec)	1,1	ND	ND	ND	1,1	ND	ND	ND
SI_{max}	27,0	ND	ND	ND	27,0	ND	ND	ND
SI_{mean}	14,0	ND	ND	ND	19,0	ND	ND	ND
s.d.	4,5	ND	ND	ND	3,1	ND	ND	ND
Areal (cm²)	2,5	ND	ND	ND	0,7	ND	ND	ND

Tabelle 12; TTP:Time to Peak, RBV:Regional Blood Volume, RBF: Regional Blood Flow, MTT: Mean Transit Time, SI_{max}: Maximale Signalintensität, SI_{mean}: Mittlere Signalintensität, s.d.: Standardabweichung, RPL: Replenishment.

Abb. 22; Patient 6 Baseline Untersuchung Bolus:

a) Gesamttumor

b) maximal perfundiertes Areal

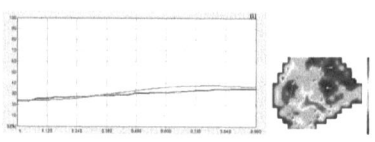
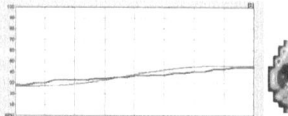

Nr.	7			Paraprotein	IgG kappa		
Geschlecht	m			ISS aktuell	1		
Alter	57			Therapien	3		
Erkrankungsdauer (Monate)	189			Lokalisation	Paravertebral		

	Gesamttumor				Maximal perfundiertes Areal			
	Baseline Bolus	Baseline RPL	Follow-Up Bolus	Follow-Up RPL	Baseline Bolus	Baseline RPL	Follow-Up Bolus	Follow-Up RPL
Peak(%)	30,7	18,0	ND	ND	44,2	ND	ND	ND
TTP (sec)	10,8	6,7	ND	ND	9,1	ND	ND	ND
RBV	406,7	145,6	ND	ND	592,5	ND	ND	ND
RBF	31,1	18,1	ND	ND	49,4	ND	ND	ND
MTT (sec)	13,1	8,1	ND	ND	12,0	ND	ND	ND
SI_{max}	67,0	31,0	ND	ND	67,0	ND	ND	ND
SI_{mean}	31,0	18,0	ND	ND	44,0	ND	ND	ND
s.d.	12,6	4,2	ND	ND	8,7	ND	ND	ND
Areal (cm^2)	11,6	0,5	ND	ND	2,6	ND	ND	ND

Tabelle 13; TTP:Time to Peak, RBV:Regional Blood Volume, RBF: Regional Blood Flow, MTT: Mean Transit Time, SI_{max}: Maximale Signalintensität, SI_{mean}: Mittlere Signalintensität, s.d.: Standardabweichung, RPL: Replenishment.

Abb. 23; Patient 7: Baseline Untersuchung Bolus:

a) Gesamttumor   b) maximal perfundiertes Areal

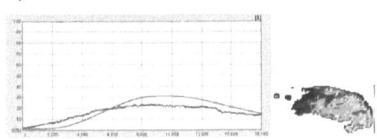 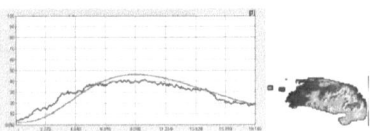

Abb. 24; Patient 7 Baseline Untersuchung Replenishment:

a) Gesamttumor

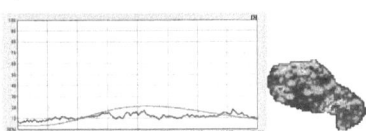

	Nr.	8		Paraprotein	IgG lambda		
	Geschlecht	m		ISS aktuell	1		
	Alter	68		Therapien	2		
	Erkrankungs-dauer (Monate)	11		Lokalisation	Thorakal		
	Gesamttumor				Maximal perfundiertes Areal		
	Baseline Bolus	Baseline RPL	Follow-Up Bolus	Follow-Up RPL	Baseline Bolus	Baseline RPL	Follow-Up Bolus	Follow-Up RPL
Peak(%)	4,4	3,7	4,1	31,8	38,9	21,0	7,5	39,7
TTP (sec)	5,0	4,2	6,9	1,0	12,0	5,2	10,4	1,0
RBV	43,8	29,6	43,2	549,8	367,2	162,8	76,6	797,0
RBF	3,5	4,0	31,6	38,2	26,7	22,2	5,3	40433,0
MTT (sec)	12,7	7,3	13,6	14,4	13,8	7,3	14,5	19,7
SI_{max}	61,0	37,0	53,0	65,0	61,0	37,0	23,0	55,0
SI_{mean}	4,0	4,0	4,0	32,0	39,0	21,0	8,0	40,0
s.d.	9,0	6,0	5,6	8,0	13,6	7,7	4,5	5,4
Areal (cm^2)	2,2	1,5	2,0	0,8	0,1	0,1	0,2	0,1

Tabelle 14; TTP:Time to Peak, RBV:Regional Blood Volume, RBF: Regional Blood Flow, MTT: Mean Transit Time, SI_{max}: Maximale Signalintensität, SI_{mean}: Mittlere Signalintensität, s.d.: Standardabweichung, RPL: Replenishment.

Abb. 25; Patient 8: Baseline Untersuchung Bolus:

a) Gesamttumor   b) maximal perfundiertes Areal

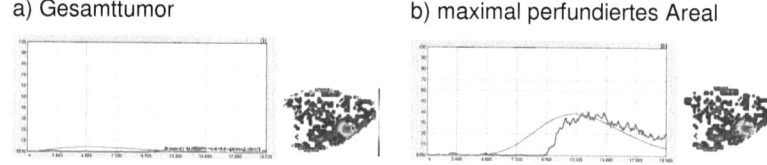

Abb.26; Patient 8 Baseline Untersuchung Replenishment:

a) Gesamttumor   b) maximal perfundiertes Areal

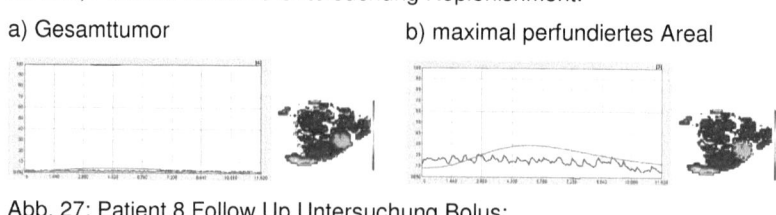

Abb. 27; Patient 8 Follow Up Untersuchung Bolus:

a) Gesamttumor   b) maximal perfundiertes Areal

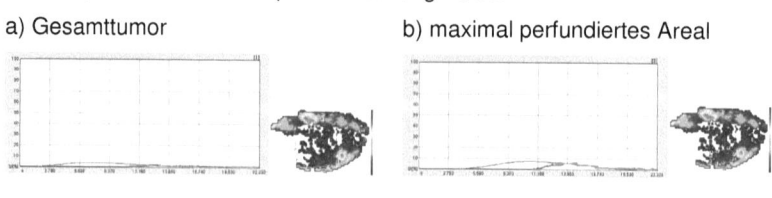

Abb. 28; Patient 8 Follow Up Untersuchung Replenishment:

a) Gesamttumor b) maximal perfundiertes Areal

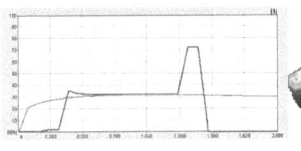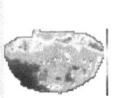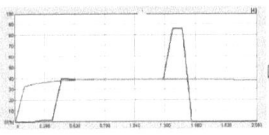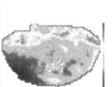

	Nr.	9		Paraprotein	IgG lambda		
	Geschlecht	f		ISS aktuell	3		
	Alter	76		Therapien	1		
	Erkrankungs-dauer (Monate)	11		Lokalisation	Thorakal		
	Gesamttumor				Maximal perfundiertes Areal		
	Baseline Bolus	Baseline RPL	Follow-Up Bolus	Follow-Up RPL	Baseline Bolus	Baseline RPL	Follow-Up Bolus	Follow-Up RPL
Peak(%)	72,3	55,5	ND	ND	93,1	64,6	ND	ND
TTP (sec)	12,3	8,6	ND	ND	13,1	9,0	ND	ND
RBV	1570,9	932,6	ND	ND	2724,5	1239,5	ND	ND
RBF	80,4	65,2	ND	ND	116,0	78,7	ND	ND
MTT (sec)	19,6	14,3	ND	ND	23,5	15,8	ND	ND
SI_{max}	98,0	87,0	ND	ND	98,0	87,0	ND	ND
SI_{mean}	72,0	55,0	ND	ND	93,0	65,0	ND	ND
s.d.	28,4	13,4	ND	ND	2,7	8,3	ND	ND
Areal (cm^2)	7,2	5,3	ND	ND	2,1	3,0	ND	ND

Tabelle 15; TTP:Time to Peak, RBV:Regional Blood Volume, RBF: Regional Blood Flow, MTT: Mean Transit Time, SI_{max}: Maximale Signalintensität, SI_{mean}: Mittlere Signalintensität, s.d.: Standardabweichung, RPL: Replenishment.

Abb. 29; Patient 9: Baseline Untersuchung Bolus:

a) Gesamttumor b) maximal perfundiertes Areal

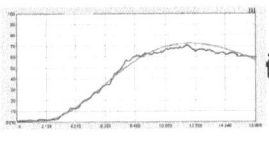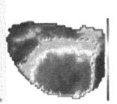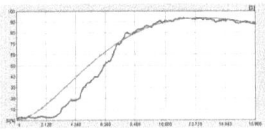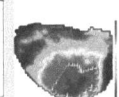

Abb. 30: Patient 9 Baseline Untersuchung Replenishment:

a) Gesamttumor b) maximal perfundiertes Areal

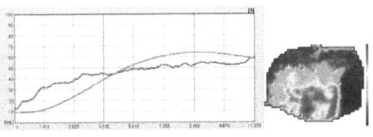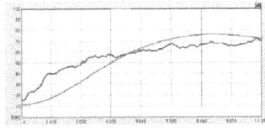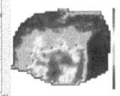

Nr.	10			Paraprotein	IgG lambda		
Geschlecht	m			ISS aktuell	1		
Alter	68			Therapien	3		
Erkrankungs-dauer (Monate)	55			Lokalisation	Sinus maxillaris		
	Gesamttumor				Maximal perfundiertes Areal		
	Baseline Bolus	Baseline RPL	Follow-Up Bolus	Follow-Up RPL	Baseline Bolus	Baseline RPL	Follow-Up Bolus	Follow-Up RPL
Peak(%)	62,5	58,8	57,5	48,4	84,6	69,4	71,0	61,4
TTP (sec)	10,8	5,6	10,0	3,3	8,5	5,1	10,2	3,3
RBV	2629,9	3267,6	1181,9	658,1	3303,2	6224,5	2005,9	1197,6
RBF	77,4	75,5	67,6	60,6	110,9	88,3	88,2	78,5
MTT (sec)	34,0	43,3	17,5	10,9	29,8	70,5	27,8	15,3
SI$_{max}$	94,0	89,0	85,0	75,0	94,0	89,0	85,0	75,0
SI$_{mean}$	62,0	59,0	58,0	48,0	85,0	69,0	71,0	61,0
s.d.	20,9	12,0	11,7	11,1	6,1	7,7	6,2	7,2
Areal (cm^2)	5,6	7,2	3,0	3,9	1,2	2,7	1,0	1,2

Tabelle 16; TTP:Time to Peak, RBV:Regional Blood Volume, RBF: Regional Blood Flow, MTT: Mean Transit Time, SI$_{max}$: Maximale Signalintensität, SI$_{mean}$: Mittlere Signalintensität, s.d.: Standardabweichung, RPL: Replenishment.

Abb. 31; Patient 10: Baseline Untersuchung Bolus:

a) Gesamttumor 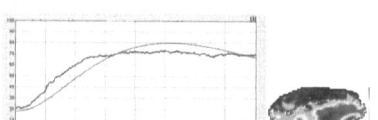   b) maximal perfundiertes Areal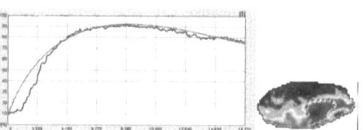

Abb. 32; Patient 10 Baseline Untersuchung Replenishment:

a) Gesamttumor 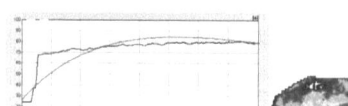   b) maximal perfundiertes Areal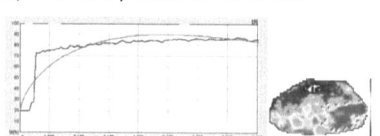

Abb. 33; Patient 10 Follow Up Untersuchung Bolus: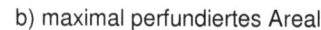

a) Gesamttumor 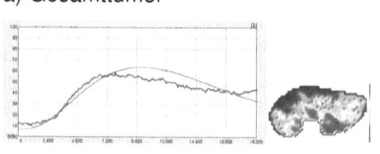   b) maximal perfundiertes Areal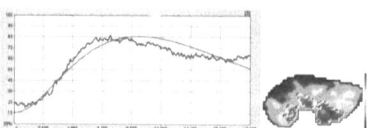

Abb. 34; Patient 10 Follow Up Untersuchung Replenishment:

a) Gesamttumor

b) maximal perfundiertes Areal

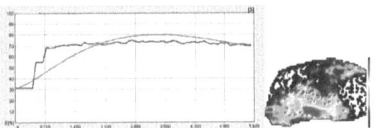
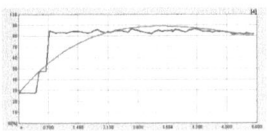

	Nr.	11		Paraprotein	Bence Jones		
	Geschlecht	f		ISS aktuell	3		
	Alter	62		Therapien	2		
	Erkrankungs-dauer (Monate)	0		Lokalisation	Thorakal		
	Gesamttumor				Maximal perfundiertes Areal		
	Baseline Bolus	Baseline RPL	Follow-Up Bolus	Follow-Up RPL	Baseline Bolus	Baseline RPL	Follow-Up Bolus	Follow-Up RPL
Peak(%)	48,7	31,4	32,4	23,3	66,4	40,6	32,5	32,5
TTP (sec)	6,9	4,9	5,2	2,5	6,4	4,8	3,4	3,2
RBV	550,4	256,6	320,8	221,8	873,1	340,0	635,9	230,4
RBF	56,8	36,3	32,9	23,0	83,0	48,1	63,0	38,5
MTT (sec)	9,7	7,1	4,7	2,6	10,5	7,1	6,3	4,4
SI_{max}	78,0	60,0	54,0	34,0	78,0	60,0	54,0	43,0
SI_{mean}	49,0	31,0	35,0	21,0	66,0	41,0	45,0	29,0
s.d.	11,8	5,6	9,7	2,5	5,5	4,4	4,5	3,3
Areal (cm^2)	23,8	9,9	18,5	3,2	2,4	1,4	2,0	1,2

Tabelle 17; TTP:Time to Peak, RBV:Regional Blood Volume, RBF: Regional Blood Flow, MTT: Mean Transit Time, SI_{max}: Maximale Signalintensität, SI_{mean}: Mittlere Signalintensität, s.d.: Standardabweichung, RPL: Replenishment.

Abb. 35; Patient 11: Baseline Untersuchung Bolus :

a) Gesamttumor

b) maximal perfundiertes Areal

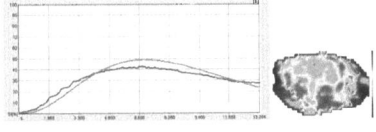
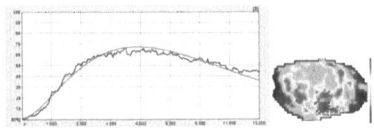

Abb. 36; Patient 11 Baseline Untersuchung Replenishment:

a) Gesamttumor

b) maximal perfundiertes Areal

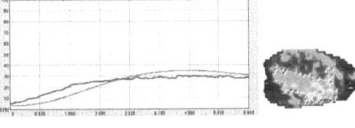
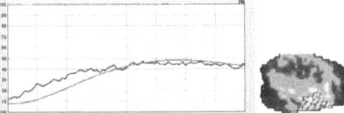

Die Bilder der Follow Up Untersuchungen von Patient 11 wurden aufgrund eines technischen Defekts nicht gespeichert.

	Nr.	12			Paraprotein	IgG kappa		
	Geschlecht	f			ISS aktuell	2		
	Alter	64			Therapien	6		
	Erkrankungs-dauer (Monate)	154			Lokalisation	Thorakal		
	Gesamttumor				Maximal perfundiertes Areal			
	Baseline Bolus	Baseline RPL	Follow-Up Bolus	Follow-Up RPL	Baseline Bolus	Baseline RPL	Follow-Up Bolus	Follow-Up RPL
Peak(%)	31,8	ND	ND	ND	46,1	ND	ND	ND
TTP (sec)	1,9	ND	ND	ND	2,1	ND	ND	ND
RBV	75,9	ND	ND	ND	155,1	ND	ND	ND
RBF	30,5	ND	ND	ND	51,3	ND	ND	ND
MTT (sec)	2,5	ND	ND	ND	3,0	ND	ND	ND
SI_{max}	66,0	ND	ND	ND	67,0	ND	ND	ND
SI_{mean}	32,0	ND	ND	ND	46,0	ND	ND	ND
s.d.	10,1	ND	ND	ND	6,3	ND	ND	ND
Areal (cm^2)	9,3	ND	ND	ND	1,2	ND	ND	ND

Tabelle 18; TTP:Time to Peak, RBV:Regional Blood Volume, RBF: Regional Blood Flow, MTT: Mean Transit Time, SI_{max}: Maximale Signalintensität, SI_{mean}: Mittlere Signalintensität, s.d.: Standardabweichung, RPL: Replenishment.

Abb. 37; Patient 12: Baseline Untersuchung Bolus:

a) Gesamttumor

b) maximal perfundiertes Areal

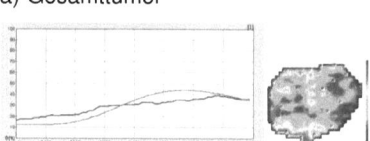
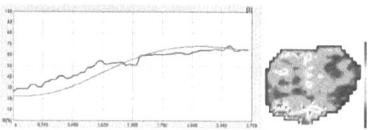

	Nr.	13		Paraprotein	IgG kappa		
	Geschlecht	f		ISS aktuell	2		
	Alter	56		Therapien	8		
	Erkrankungs-dauer (Monate)	133		Lokalisation	Paravertebral		
	Gesamttumor				Maximal perfundiertes Areal		
	Baseline Bolus	Baseline RPL	Follow-Up Bolus	Follow-Up RPL	Baseline Bolus	Baseline RPL	Follow-Up Bolus	Follow-Up RPL
Peak(%)	73,7	ND	ND	ND	87,6	ND	ND	ND
TTP (sec)	10,7	ND	ND	ND	9,5	ND	ND	ND
RBV	1848,5	ND	ND	ND	2253,1	ND	ND	ND
RBF	95,4	ND	ND	ND	116,1	ND	ND	ND
MTT (sec)	19,4	ND	ND	ND	19,4	ND	ND	ND
SI_{max}	95,0	ND	ND	ND	95,0	ND	ND	ND
SI_{mean}	74,0	ND	ND	ND	88,0	ND	ND	ND
s.d.	13,5	ND	ND	ND	3,1	ND	ND	ND
Areal (cm^2)	15,1	ND	ND	ND	3,9	ND	ND	ND

Tabelle 19; TTP:Time to Peak, RBV:Regional Blood Volume, RBF: Regional Blood Flow, MTT: Mean Transit Time, SI_{max}: Maximale Signalintensität, SI_{mean}: Mittlere Signalintensität, s.d.: Standardabweichung, RPL: Replenishment.

Abb. 38; Patient 13: Baseline Untersuchung Bolus:

a) Gesamttumor   b) maximal perfundiertes Areal

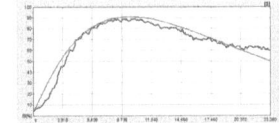
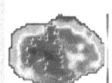

	Nr.	14		Paraprotein	IgG lambda		
	Geschlecht	f		ISS aktuell	3		
	Alter	77		Therapien	1		
	Erkrankungs-dauer (Monate)	1		Lokalisation	Acetabulum		
	Gesamttumor				Maximal perfundiertes Areal		
	Baseline Bolus	Baseline RPL	Follow-Up Bolus	Follow-Up RPL	Baseline Bolus	Baseline RPL	Follow-Up Bolus	Follow-Up RPL
Peak(%)	27,4	ND	ND	ND	42,4	ND	ND	ND
TTP (sec)	2,0	ND	ND	ND	2,1	ND	ND	ND
RBV	66,2	ND	ND	ND	122,1	ND	ND	ND
RBF	26,4	ND	ND	ND	44,0	ND	ND	ND
MTT (sec)	2,5	ND	ND	ND	2,8	ND	ND	ND
SI_{max}	60,0	ND	ND	ND	60,0	ND	ND	ND
SI_{mean}	27,0	ND	ND	ND	42,0	ND	ND	ND
s.d.	10,3	ND	ND	ND	5,2	ND	ND	ND
Areal (cm^2)	12,5	ND	ND	ND	1,5	ND	ND	ND

Tabelle 20; TTP:Time to Peak, RBV:Regional Blood Volume, RBF: Regional Blood Flow, MTT: Mean Transit Time, SI_{max}: Maximale Signalintensität, SI_{mean}: Mittlere Signalintensität, s.d.: Standardabweichung, RPL: Replenishment.

Abb. 39; Patient 14: Baseline Untersuchung Bolus:

a) Gesamttumor   b) maximal perfundiertes Areal

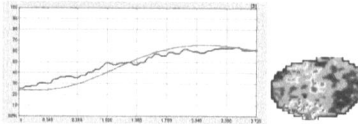

Nr.	15			Paraprotein	IgA lambda			
Geschlecht	m			ISS aktuell	3			
Alter	55			Therapien	6			
Erkrankungs-dauer (Monate)	22			Lokalisation	Thorakal			
	Gesamttumor				Maximal perfundiertes Areal			
	Baseline Bolus	Baseline RPL	Follow-Up Bolus	Follow-Up RPL	Baseline Bolus	Baseline RPL	Follow-Up Bolus	Follow-Up RPL
Peak(%)	90,7	65,5	64,8	ND	95,0	71,1	74,0	ND
TTP (sec)	7,5	2,4	6,8	ND	7,3	2,4	7,0	ND
RBV	1759,7	428,1	674,1	ND	1813,5	524,9	863,8	ND
RBF	118,5	84,8	70,7	ND	124,0	92,2	84,4	ND
MTT (sec)	14,9	5,1	9,5	ND	14,6	5,7	10,2	ND
SI_{max}	98,0	85,0	88,0	ND	99,0	79,0	88,0	ND
SI_{mean}	91,0	66,0	65,0	ND	95,0	71,0	74,0	ND
s.d.	5,1	6,2	11,2	ND	2,0	3,1	6,4	ND
Areal (cm^2)	3,3	3,1	3,9	ND	0,9	0,9	2,8	ND

Tabelle 21; TTP:Time to Peak, RBV:Regional Blood Volume, RBF: Regional Blood Flow, MTT: Mean Transit Time, SI_{max}: Maximale Signalintensität, SI_{mean}: Mittlere Signalintensität, s.d.: Standardabweichung, RPL: Replenishment.

Abb. 40; Patient 15: Baseline Untersuchung Bolus:

a) Gesamttumor  b) maximal perfundiertes Areal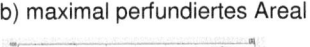

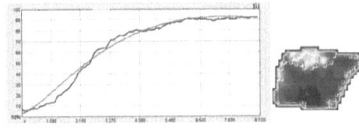 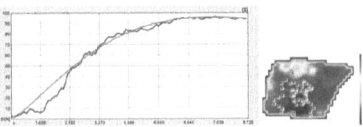

Abb. 41; Patient 15 Baseline Untersuchung Replenishment:

a) Gesamttumor b) maximal perfundiertes Areal

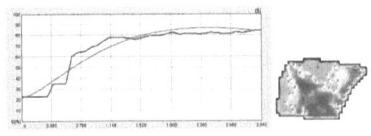 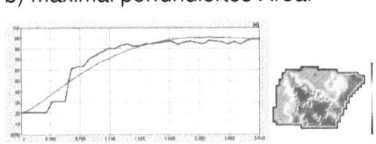

Abb. 42; Patient 15 Follow Up Untersuchung Bolus:

a) Gesamttumor b) maximal perfundiertes Areal

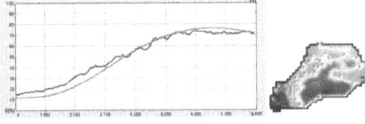 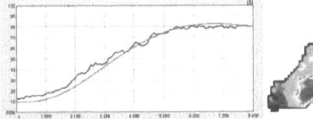

	Nr.	16			Paraprotein	NS		
	Geschlecht	m			ISS aktuell	3		
	Alter	73			Therapien	4		
	Erkrankungs-dauer (Monate)	147			Lokalisation	Thorakal		
	Gesamttumor				Maximal perfundiertes Areal			
	Baseline Bolus	Baseline RPL	Follow-Up Bolus	Follow-Up RPL	Baseline Bolus	Baseline RPL	Follow-Up Bolus	Follow-Up RPL
Peak(%)	71,4	63,4	73,7	61,0	87,1	69,7	87,7	67,9
TTP (sec)	13,1	7,4	11,7	6,2	13,0	7,3	10,2	6,1
RBV	23343,2	4252,4	44100,3	4419,8	36701,9	5392,0	71533,1	6082,9
RBF	87,5	80,4	88,7	77,0	110156,0	89,5	106,8	87,1
MTT (sec)	266,7	52,9	497,0	57,4	333,2	60,3	669,5	69,8
SI_{max}	99,0	85,0	99,0	83,0	99,0	85,0	99,0	83,0
SI_{mean}	71,0	63,0	74,0	61,0	87,0	70,0	88,0	68,0
s.d.	24,0	11,5	20,5	12,0	10,1	7,4	11,4	6,5
Areal (cm^2)	16,0	11,7	9,5	9,6	9,7	7,4	5,4	6,4

Tabelle 22; TTP:Time to Peak, RBV:Regional Blood Volume, RBF: Regional Blood Flow, MTT: Mean Transit Time, SI_{max}: Maximale Signalintensität, SI_{mean}: Mittlere Signalintensität, s.d.: Standardabweichung, RPL: Replenishment.

Abb. 43; Patient 16: Baseline Untersuchung Bolus:

a) Gesamttumor b) maximal perfundiertes Areal

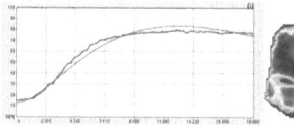
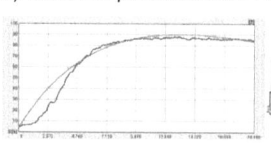

Abb. 44; Patient 16 Baseline Untersuchung Replenishment:

a) Gesamttumor b) maximal perfundiertes Areal

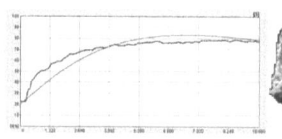
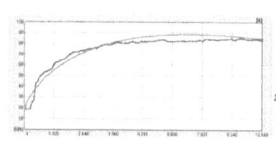

Abb. 45; Patient 16 Follow Up Untersuchung Bolus:

a) Gesamttumor b) maximal perfundiertes Areal

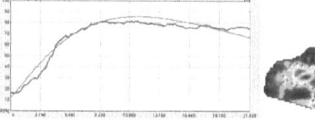
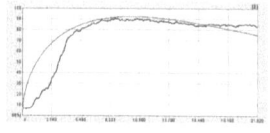

Abb. 46; Patient 16 Follow Up Untersuchung Replenishment:

a) Gesamttumor

b) maximal perfundiertes Areal

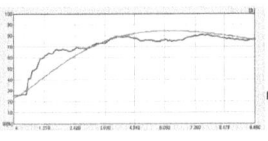 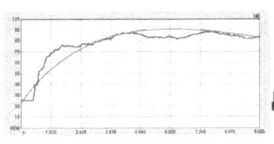

						IgG		
	Nr.	17		Paraprotein	lambda			
	Geschlecht	m		ISS aktuell	2			
	Alter	64		Therapien	1			
	Erkrankungs-dauer (Monate)	19		Lokalisation	Thorakal			
	Gesamttumor				Maximal perfundiertes Areal			
	Baseline Bolus	Baseline RPL	Follow-Up Bolus	Follow-Up RPL	Baseline Bolus	Baseline RPL	Follow-Up Bolus	Follow-Up RPL
Peak(%)	67,8	45,9	ND	ND	79,4	57,9	ND	ND
TTP (sec)	18,4	8,1	ND	ND	17,7	7,3	ND	ND
RBV	2172,7	686,1	ND	ND	2815,8	852,1	ND	ND
RBF	73,3	55,6	ND	ND	97,7	72,2	ND	ND
MTT (sec)	27,4	12,3	ND	ND	28,8	11,8	ND	ND
SI_{max}	93,0	71,0	ND	ND	93,0	71,0	ND	ND
SI_{mean}	68,0	46,0	ND	ND	79,0	58,0	ND	ND
s.d.	13,1	9,3	ND	ND	8,3	3,9	ND	ND
Areal (cm^2)	3,7	2,1	ND	ND	1,6	0,5	ND	ND

Tabelle 23; TTP:Time to Peak, RBV:Regional Blood Volume, RBF: Regional Blood Flow, MTT: Mean Transit Time, SI_{max}: Maximale Signalintensität, SI_{mean}: Mittlere Signalintensität, s.d.: Standardabweichung, RPL: Replenishment.

Abb. 47; Patient 17: Baseline Untersuchung Bolus:

a) Gesamttumor

b) maximal perfundiertes Areal

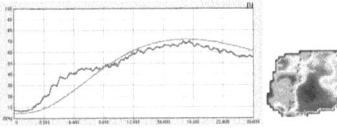 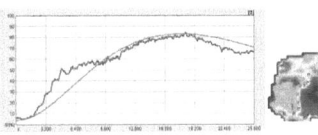

Abb. 48; Patient 17 Baseline Untersuchung Replenishment:

a) Gesamttumor

b) maximal perfundiertes Areal

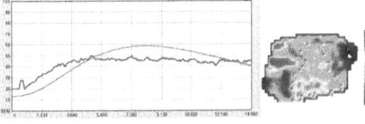 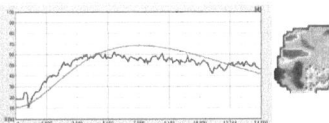

	Nr.	18		Paraprotein	IgA kappa		
	Geschlecht	m		ISS aktuell	3		
	Alter	60		Theraoien	6		
	Erkrankungs-dauer (Monate)	50		Lokalisation	Thorakal		
	Gesamttumor				Maximal perfundiertes Areal		
	Baseline Bolus	Baseline RPL	Follow-Up Bolus	Follow-Up RPL	Baseline Bolus	Baseline RPL	Follow-Up Bolus	Follow-Up RPL
Peak(%)	60,4	48,8	ND	ND	76,9	53,9	ND	ND
TTP (sec)	13,4	2,5	ND	ND	8,6	2,7	ND	ND
RBV	1945,6	367,8	ND	ND	2296,9	529,2	ND	ND
RBF	77,9	57,4	ND	ND	103,4	70,8	ND	ND
MTT (sec)	25,0	6,4	ND	ND	22,2	7,5	ND	ND
SI_{max}	94,0	67,0	ND	ND	94,0	67,0	ND	ND
SI_{mean}	60,0	44,0	ND	ND	77,0	54,0	ND	ND
s.d.	15,7	11,4	ND	ND	10,6	7,7	ND	ND
Areal (cm^2)	13,9	11,8	ND	ND	5,3	5,3	ND	ND

Tabelle 24; TTP:Time to Peak, RBV:Regional Blood Volume, RBF: Regional Blood Flow, MTT: Mean Transit Time, SI_{max}: Maximale Signalintensität, SI_{mean}: Mittlere Signalintensität, s.d.: Standardabweichung, RPL: Replenishment.

Abb. 49; Patient 18: Baseline Untersuchung Bolus:

a) Gesamttumor   b) maximal perfundiertes Areal

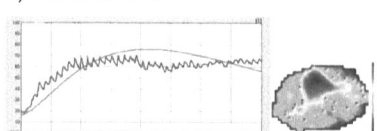
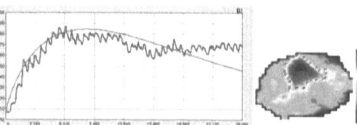

Abb. 50; Patient 18 Baseline Untersuchung Replenishment:

a) Gesamttumor   b) maximal perfundiertes Areal

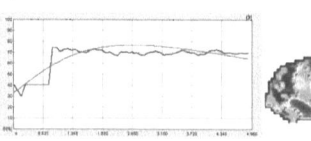
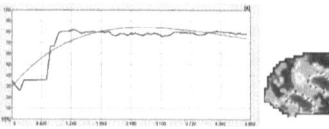

3.3. Hämatologische Verlaufsparameter

3.3.1. Baseline Untersuchung

Im Rahmen der Baseline Untersuchung wurden neben der Standarduntersuchungen der klinischen Routine die etablierten hämatologischen Parameter zur Verlaufsbeurteilung des Multiplen Myeloms geprüft. In den laborchemischen Untersuchungen fand sich ein erniedrigter Hämoglobinwert von 10,4g/dl (7 – 13,9g/dl, SD 1,8). Der mittlere initial erhobene Kreatininwert lag im bei 1,6g/dl (0,6 – 5,2g/dl, SD 1,1), bei 59% der Patienten zeigte sich initial ein erhöhter Serumkreatininwert.

Die mittlere Höhe des jeweiligen Paraproteins lag bei 2,1g/dl (0,2 - 16,9, SD 2,1), das Gesamteiweiss bei 7,9 g/dl (5,1 - 11,8, SD 1,8) und das ß2-Mikroglubulin bei 6,9 mg/l (2,7 – 12, SD 3,7).

3.3.2. Follow-Up Untersuchung

In den Follow-Up-Untersuchungen lag der Hämoglobinwert im Mittel bei 10,2 g/dl (8.2 bis 13,1, SD 1,75), der Kreatininwert bei 1,38 mg/dl (0,6 bis 3,6mg/dl, SD 0,94).

Der Mittelwert des entsprechenden Paraproteins betrug 0,7 g/dl (0,04 bis 2,06g/dl, SD 0,62), der Wert für das Gesamteiweiss 6,45 g/dl (5,2 bis 8,5 g/dl, SD ,102) und das ß2-Mikroglobulin 7,1 mg/l (2,0 bis 12,0 mg/l, SD 4,66).

3.3.3. Tabellarische Auflistung der hämatologischen Parameter

Die laborchemischen Parameter sind im Folgenden für die einzelnen Patienten tabellarisch dargestellt.

Nr.	1	Paraprotein	IgA kappa
Geschlecht	f	ISS aktuell	2
Alter	75	Therapien	3
Erkrankungs-dauer (Monate)	39	Lokalisation	Retroperitoneal
		HDT (n)	0
	Baseline	Follow Up	Ratio
Paraprot.(g/dl)	0,8	0,2	0,2
B2M	5,3	4,3	0,8
GE (g/dl)	7,3	5,9	0,8
HB(g/dl)	10,3	10,5	1,0
Krea (g/dl)	1,9	1,6	0,8
Calcium(mmol/l)	2,5	2,3	0,9
Urin Eiweiß(g/dl)	0,1	0,1	1,0

Tabelle 25; ISS: International Staging System, HDT: Hochdosistherapie, B2M: ß2-Mikroglobulin, GE: Gesamteiweiß, HB: Hämoglobin, Krea: Kreatinin

Nr.	2	Paraprotein	IgG kappa
Geschlecht	m	ISS aktuell	2
Alter	64	Therapien	4
Erkrankungs-dauer (Monate)	67	Lokalisation	pleural
		HDT (n)	3
	Baseline	Follow Up	Ratio
Paraprot.(g/dl)	5,8	2,1	0,4
ß2MG	5,2	2,5	0,5
GE (g/dl)	11,2	8,5	0,8
HB(g/dl)	11,1	13,1	1,2
Krea (g/dl)	0,8	0,7	0,9
Calcium(mmol/l)	2,0	2,2	1,1
Urin Eiweiß(g/dl)	0,2		NA

Tabelle 26; ISS: International Staging System, HDT: Hochdosistherapie, B2M: ß2-Mikroglobulin, GE: Gesamteiweiß, HB: Hämoglobin, Krea: Kreatinin

Nr.	3	Paraprotein	Bence-Jones
Geschlecht	m	ISS aktuell	3
Alter	69	Therapien	0
Erkrankungs-dauer (Monate)	0	Lokalisation	thorakal
		HDT (n)	0
	Baseline	Follow Up	Ratio
Paraprot.(g/dl)	16,9	10,6	0,6
ß2MG	8,3	12,0	1,4
GE (g/dl)	6,0	5,2	0,9
HB(g/dl)	9,5	9,2	1,0
Krea (g/dl)	1,5	1,8	1,2
Calcium(mmol/l)	1,9	2,0	1,1
Urin Eiweiß(g/dl)	1,4		NA

Tabelle 27; ISS: International Staging System, HDT: Hochdosistherapie, B2M: ß2-Mikroglobulin, GE: Gesamteiweiß, HB: Hämoglobin, Krea: Kreatinin

Nr.	4	Paraprotein	IgA kappa
Geschlecht	m	ISS aktuell	1
Alter	69	Therapien	2
Erkrankungs- dauer (Monate)	8	Lokalisation	hepar
		HDT (n)	0
	Baseline	Follow Up	Ratio
Paraprot.(g/dl)	0,3	0,0	0,1
ß2MG	2,7	2,1	0,8
GE (g/dl)	7,0	6,4	0,9
HB(g/dl)	12,1	12,0	1,0
Krea (g/dl)	0,6	0,6	1,0
Calcium(mmol/l)	2,2	2,2	1,0
Urin Eiweiß(g/dl)			NA

Tabelle 28; ISS: International Staging System, HDT: Hochdosistherapie, B2M: ß2-Mikroglobulin, GE: Gesamteiweiß, HB: Hämoglobin, Krea: Kreatinin

Nr.	5	Paraprotein	IgG lambda
Geschlecht	f	ISS aktuell	2
Alter	66	Therapien (n)	0
Erkrankungs- dauer (Monate)	0	Lokalisation	Paravertebral
		HDT (n)	0
	Baseline	Follow Up	Ratio
Paraprot.(g/dl)	4,6	0,8	0,2
ß2MG	6,2	2,0	0,3
GE (g/dl)	10,7	6,3	0,6
HB(g/dl)	11,9	9,9	0,8
Krea (g/dl)	1,2	0,6	0,5
Calcium(mmol/l)	2,2		NA
Urin Eiweiß(g/dl)			NA

Tabelle 29; ISS: International Staging System, HDT: Hochdosistherapie, B2M: ß2-Mikroglobulin, GE: Gesamteiweiß, HB: Hämoglobin, Krea: Kreatinin

Nr.	6	Paraprotein	IgG lambda
Geschlecht	f	ISS aktuell	nk
Alter	73	Therapien (n)	4
Erkrankungs- dauer (Monate)	84	Lokalisation	Thorakal
		HDT (n)	0
	Baseline	Follow Up	Ratio
Paraprot.(g/dl)	7,9	1,2	0,2
ß2MG	12,0	5,1	0,4
GE (g/dl)	11,8	7,0	0,6
HB(g/dl)	9,0	10,6	1,2
Krea (g/dl)	2,1	1,1	0,5
Calcium(mmol/l)	1,8	2,0	1,1
Urin Eiweiß(g/dl)	3,1		NA

Tabelle 30; ISS: International Staging System, HDT: Hochdosistherapie, B2M: ß2-Mikroglobulin, GE: Gesamteiweiß, HB: Hämoglobin, Krea: Kreatinin

Nr.	7	Paraprotein	IgG kappa
Geschlecht	m	ISS aktuell	1
Alter	57	Therapien (n)	3
Erkrankungs-dauer (Monate)	189	Lokalisation	Paravertebral
		HDT(n)	1
	Baseline	Follow Up	Ratio
Paraprot.(g/dl)	1,8	1,7	0,9
β2MG	3,3	3,2	1,0
GE (g/dl)	7,9	7,8	1,0
HB(g/dl)	13,9	14,3	1,0
Krea (g/dl)	0,9	0,9	1,0
Calcium(mmol/l)	2,2	2,2	1,0
Urin Eiweiß(g/dl)			NA

Tabelle 31; ISS: International Staging System, HDT: Hochdosistherapie, B2M: β2-Mikroglobulin, GE: Gesamteiweiß, HB: Hämoglobin, Krea: Kreatinin

Nr.	8	Paraprotein	IgG lambda
Geschlecht	m	ISS aktuell	1
Alter	68	Therapien (n)	2
Erkrankungs-dauer (Monate)	11	Lokalisation	Thorakal
		HDT(n)	0
	Baseline	Follow Up	Ratio
Paraprot.(g/dl)	1,1	0,9	0,8
β2MG	3,3	5,5	1,7
GE (g/dl)	7,2	6,1	0,8
HB(g/dl)	9,9	8,5	0,9
Krea (g/dl)	1,0	0,9	0,9
Calcium(mmol/l)	2,2	2,5	1,1
Urin Eiweiß(g/dl)	0,2		NA

Tabelle 32; ISS: International Staging System, HDT: Hochdosistherapie, B2M: β2-Mikroglobulin, GE: Gesamteiweiß, HB: Hämoglobin, Krea: Kreatinin

Nr.	9	Paraprotein	IgG lambda
Geschlecht	f	ISS aktuell	3
Alter	76	Therapien (n)	1
Erkrankungs-dauer (Monate)	11	Lokalisation	Thorakal
		HDT(n)	0
	Baseline	Follow Up	Ratio
Paraprot.(g/dl)	2,8	2,7	1,0
β2MG	12,0	12,0	1,0
GE (g/dl)	7,5	7,7	1,0
HB(g/dl)	8,7	10,5	1,2
Krea (g/dl)	1,8	2,4	1,3
Calcium(mmol/l)	2,0	1,9	1,0
Urin Eiweiß(g/dl)	6,7		NA

Tabelle 33; ISS: International Staging System, HDT: Hochdosistherapie, B2M: β2-Mikroglobulin, GE: Gesamteiweiß, HB: Hämoglobin, Krea: Kreatinin

Nr.	10	Paraprotein	IgG lambda
Geschlecht	m	ISS aktuell	1
Alter	68	Therapien (n)	3
Erkrankungs-dauer (Monate)	55	Lokalisation	Sinus maxillaris
		HDT(n)	2
	Baseline	Follow Up	Ratio
Paraprot.(g/dl)	0,5	0,6	1,3
ß2MG	2,8		NA
GE (g/dl)	6,8	7,2	1,1
HB(g/dl)	12,7	12,6	1,0
Krea (g/dl)	1,4	1,3	0,9
Calcium(mmol/l)	2,4	2,6	1,1
Urin Eiweiß(g/dl)			NA

Tabelle 34; ISS: International Staging System, HDT: Hochdosistherapie, B2M: ß2-Mikroglobulin, GE: Gesamteiweiß, HB: Hämoglobin, Krea: Kreatinin

Nr.	11	Paraprotein	Bence-Jones
Geschlecht	f	ISS aktuell	3
Alter	62	Therapien (n)	2
Erkrankungs-dauer (Monate)	0	Lokalisation	Thorakal
		HDT(n)	0
	Baseline	Follow Up	Ratio
Paraprot.(g/dl)	6,2	1,3	0,2
ß2MG	12,0	12,0	1,0
GE (g/dl)	7,4	5,6	0,8
HB(g/dl)	8,9	9,0	1,0
Krea (g/dl)	5,2	3,6	0,7
Calcium(mmol/l)	2,7	2,1	0,8
Urin Eiweiß(g/dl)	4,8	1,0	0,2

Tabelle 35; ISS: International Staging System, HDT: Hochdosistherapie, B2M: ß2-Mikroglobulin, GE: Gesamteiweiß, HB: Hämoglobin, Krea: Kreatinin

Nr.	12	Paraprotein	IgG kappa
Geschlecht	f	ISS aktuell	2
Alter	64	Therapien (n)	6
Erkrankungs-dauer (Monate)	154	Lokalisation	Thorakal
		HDT(n)	2
	Baseline	Follow Up	Ratio
Paraprot.(g/dl)	2,5	1,6	0,6
ß2MG	4,4	5,6	1,3
GE (g/dl)	7,3	6,4	0,9
HB(g/dl)	10,7	11,4	1,1
Krea (g/dl)	1,3	1,0	0,8
Calcium(mmol/l)	1,7	2,1	1,2
Urin Eiweiß(g/dl)	0,2		NA

Tabelle 36; ISS: International Staging System, HDT: Hochdosistherapie, B2M: ß2-Mikroglobulin, GE: Gesamteiweiß, HB: Hämoglobin, Krea: Kreatinin

Nr.	13	Paraprotein	IgG kappa
Geschlecht	f	ISS aktuell	2
Alter	56	Therapien (n)	8
Erkrankungs-dauer (Monate)	133	Lokalisation	Paravertebral
		HDT(N)	2
	Baseline	Follow Up	Ratio
Paraprot.(g/dl)	0,9		NA
β2MG	3,2		NA
GE (g/dl)	5,1		NA
HB(g/dl)	9,3		NA
Krea (g/dl)	0,6		NA
Calcium(mmol/l)	2,3		NA
Urin Eiweiß(g/dl)			NA

Tabelle 37; ISS: International Staging System, HDT: Hochdosistherapie, B2M: β2-Mikroglobulin, GE: Gesamteiweiß, HB: Hämoglobin, Krea: Kreatinin

Nr.	14	Paraprotein	IgG lambda
Geschlecht	f	ISS aktuell	3
Alter	77	Vortherapien (n)	1
Erkrankungs-dauer (Monate)	1	Lokalisation	Acetabulum
		HDT(n)	0
	Baseline	Follow Up	Ratio
Paraprot.(g/dl)	0,9	0,8	1,0
β2MG	5,5	6,8	1,2
GE (g/dl)	7,4	6,9	0,9
HB(g/dl)	11,4	11,2	1,0
Krea (g/dl)	1,7	1,6	0,9
Calcium(mmol/l)	2,6	2,6	1,0
Urin Eiweiß(g/dl)	0,5	0,2	0,4

Tabelle 38; ISS: International Staging System, HDT: Hochdosistherapie, B2M: β2-Mikroglobulin, GE: Gesamteiweiß, HB: Hämoglobin, Krea: Kreatinin

Nr.	15	Paraprotein	IgA lambda
Geschlecht	m	ISS aktuell	3
Alter	55	Therapien (n)	6
Erkrankungs-dauer (Monate)	22	Lokalisation	Thorakal
		HDT(n)	2
	Baseline	Follow Up	Ratio
Paraprot.(g/dl)	0,4	0,6	1,2
β2MG	12,0	11,5	1,0
GE (g/dl)		7,6	NA
HB(g/dl)	7,0	8,2	1,2
Krea (g/dl)	2,8	3,1	1,1
Calcium(mmol/l)	1,9	2,1	1,1
Urin Eiweiß(g/dl)	0,6	2,3	3,6

Tabelle 39; ISS: International Staging System, HDT: Hochdosistherapie, B2M: β2-Mikroglobulin, GE: Gesamteiweiß, HB: Hämoglobin, Krea: Kreatinin

Nr.	16	Paraprotein	NS
Geschlecht	m	ISS aktuell	3
Alter	73	Therapien (n)	4
Erkrankungs-	147	Lokalisation	Thorakal
dauer (Monate)		HDT(n)	0
	Baseline	Follow Up	Ratio
Paraprot.(g/dl)	NA	NA	NA
ß2MG	9,5	12,0	1,3
GE (g/dl)	6,8	5,7	0,8
HB(g/dl)	10,2	9,4	0,9
Krea (g/dl)	1,4	1,3	0,9
Calcium(mmol/l)	2,6	2,1	0,8
Urin Eiweiß(g/dl)			NA

Tabelle 40; ISS: International Staging System, HDT: Hochdosistherapie, B2M: ß2-Mikroglobulin, GE: Gesamteiweiß, HB: Hämoglobin, Krea: Kreatinin

Nr.	17	Paraprotein	IgG lambda
Geschlecht	m	ISS aktuell	2
Alter	64	Therapien (n)	1
Erkrankungs-	19	Lokalisation	Thorakal
dauer (Monate)		HDT(n)	2
	Baseline	Follow Up	Ratio
Paraprot.(g/dl)	1,9	1,1	0,6
ß2MG	4,0	2,1	0,5
GE (g/dl)	8,0	7,4	0,9
HB(g/dl)	12,1	11,3	0,9
Krea (g/dl)	0,9	0,8	0,9
Calcium(mmol/l)	2,2	2,0	0,9
Urin Eiweiß(g/dl)	0,2	0,3	1,4

Tabelle 41; ISS: International Staging System, HDT: Hochdosistherapie, B2M: ß2-Mikroglobulin, GE: Gesamteiweiß, HB: Hämoglobin, Krea: Kreatinin

Nr.	18	Paraprotein	IgA kappa
Geschlecht	m	ISS aktuell	3
Alter	60	Therapien (n)	6
Erkrankungs-	50	Lokalisation	Thorakal
dauer (Monate)		HDT(n)	1
	Baseline	Follow Up	Ratio
Paraprot.(g/dl)	2,0		NA
ß2MG	12,0		NA
GE (g/dl)	8,2		NA
HB(g/dl)	8,4		NA
Krea (g/dl)	1,6		NA
Calcium(mmol/l)	2,3		NA
Urin Eiweiß(g/dl)	2,0		NA

Tabelle 42; ISS: International Staging System, HDT: Hochdosistherapie, B2M: ß2-Mikroglobulin, GE: Gesamteiweiß, HB: Hämoglobin, Krea: Kreatinin

3.3.4. Verlaufsbeurteilung der hämatologischen Parameter

Für die Beurteilung der Korrelation zwischen dem Verlauf der hämatologischen und der kontrastmittelsonographischen Daten werden diese im Folgenden gegenübergestellt. Aus den oben genannten Gründen können für diese Fragestellung lediglich 10 Patienten ausgewertet werden. Die Daten werden als Ratio aus den bei der Follow-Up-Untersuchung und den bei der Baseline-Untersuchung gewonnenen Werten dargestellt.

3.3.4.1. Remissionsbeurteilung nach IMWG und EBMT

Die Beurteilung des Ansprechens erfolgte zum einen analog der IMWG-Responsekriterien, zum anderen nach den EBMT Kriterien von 1998 (Blade et al. 1115-23)

Da alle Patienten bis auf einen auch in der Verlaufskontrolle noch ein messbares Paraprotein aufwiesen, lag in allen Fällen maximal eine partielle Remission (PR) als bestes Ansprechen vor. Als hämatologische Verlaufsparameter wurden–neben dem in den IMWG-Kriterien geforderten Paraprotein- die freien Leichtketten, das ß2-Mikroglobulin, der Hb-Wert, das Serumcalcium und das Serumkreatinin sowie die Urinausscheidung im 24h-Urin gemessen.

Zusätzlich ging in die Beurteilung des Ansprechens der Grössenverlauf der extramedullären Referenzläsion ein. Nach den IMWG-Kriterien ist für die Diagnose einer partiellen Response eine Grössenabnahme der extramedullären Raumforderung um ≥ 50% notwendig.

Die in der Baseline-Untersuchung erfassten Parameter wurden nochmals für die im Rahmen dieser Fragestellung ausgewerteten Patienten bewertet.

Hinsichtlich der hämatologischen Verlaufsparameter ergab sich für das Paraprotein ein mittlerer Abfall um 60% auf eine Konzentration von 0,7 g/dl (0,04 bis 2,06g/dl, SD 0,62), das ß2-Mikroglobulin lag bei diesen Patienten in der Follow-Up-Untersuchung im Schnitt bei 105% des Ausgangswertes (7,10 g/l, 2,0 g/l bis 21 g/l, SD 4,66). Bei den Patienten mit einem Leichtkettenmyelom sanken die freien Leichtketten um durchschnittlich 58,5% (37,1 bis 79,8%). Der Wert für das Gesamteiweiss fiel um 18% von 7,82 g/dl auf 6,45g/dl.

Das Serumkreatinin in der Follow-Up-Untersuchung lag im Mittel bei 1,38mg/dl und damit bei 88% des in der Baseline-Untersuchung berechneten Mittelwerts, der Hb-Wert blieb mit 99% des Ausgangswertes stabil und auch hinsichtlich des Serumcalciumwertes fanden sich keine relevanten Änderungen. Die Proteinausscheidung im Urin lag in der Follow-Up-Untersuchung knapp 70% über dem Ausgangswert von 1,7g/24h, wobei einschränkend zu bemerken ist, dass die Verlaufswerte für die Eiweissausscheidung im 24h-Urin lediglich bei drei Patienten vorlagen.

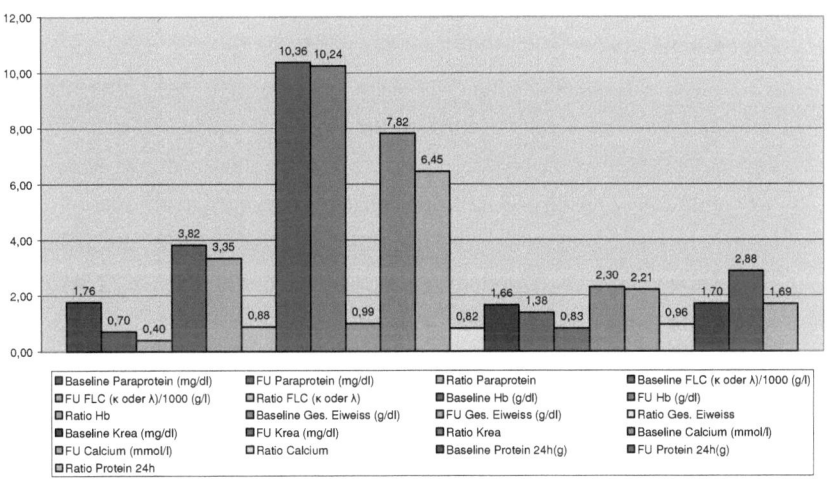

Abb.51; Hämatologische Verlaufsparameter; FLC: Freie Leichtketten, Hb: Hämoglobin, Krea: Kreatinin, Ges. Eiweiss: Gesamteiweiß.

Die Einteilung der Patienten erfolgte sowohl nach den IMWG-Kriterien als auch nach den EBMT-Kriterien in **Responder**:

IMWG: partielle Remission (PR),
            sehr gute partielle Remission (VGPR),
            komplette Remission (CR),
            stringente komplette Remission (sCR);

EBMT: minimale Response (MR),
partielle Remission (PR) und
CR

und **Non-Responder**:

IMWG: stabile Erkrankungssituation (SD),

EBMT: stabile Erkrankungssituation (NC)
Progress (PD)

Nach den EBMT Kriterien entwickelten fünf Patienten unter der Therapie eine partielle Remission (50%), bei einem Patienten fand sich eine stabile Erkrankungssituation (NC, 10%) und bei vier Patienten (40%) lag ein Progreß (PD) der Grunderkrankung vor. Da bei einem der Patienten ein nichtsekretorisches Myelom vorlag, wurde die Diagnose der PD zum einen aus dem pathologischen Verhältnis von λ- zu κ-Leichtketten und zum anderen aus dem deutlichen Anstieg des ß2-Mikroglobulins gestellt.

Nach den IMWG-Kriterien, die zur Diagnose einer PR zusätzlich eine Grössenabnahme der extramedullären Raumforderung um ≥ 50% fordern, wurde eine partielle Remission in 40% der Patienten diagnostiziert, eine stabile Erkrankungssituation (SD) in 20% der Patienten und ein Progreß (PD) in 40% der Fälle, wobei oben genanntes auch hier zutrifft.

Remission nach EBMT- und IMWG-Kriterien

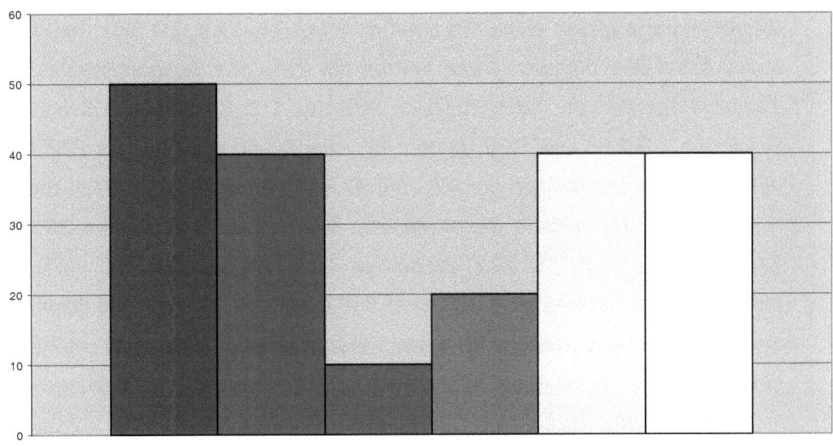

Abb. 52; Remission nach EBMT- und IMWG-Kriterien; PR: Partielle Remission, NC: No Change, PD: Progressive Disease.

3.4. Verlaufsbeurteilung der sonographischen Verlaufsparameter

3.4.1. Verhältnisse Follow UP/Baseline Untersuchung

Die bei den kontrastmittelsonographischen Follow-Up-Untersuchungen erhobenen Werte wurden bereits detailliert aufgeführt.

3.4.2. Gesamttumor Bolusinjektion

Die Messungen der *maximalen Intensität* der Kontrastmittelkurve im Gesamttumor ergaben einen Wert von 41,2 (4,1 bis 74,8, SD 26,3) und damit einen Abfall des mittleren *Peak Wertes* auf 72% des Ausgangswertes. Die *Time-to-Peak* fiel um durchschnittlich 26% auf 7,2 Sekunden (1,5 bis 11,7 Sekunden, SD 2,8). Das *RBV* lag bei 142% des Ausgangswerts, das *RBF* fiel in den Follow-Up-Messungen um 31% auf 47,9 (14,6 bis 88,7, SD 27,4) an. Die *maximale* und die *mittlere Signalintensität* fielen um 12% respektive 26% auf 74,5 (44,0 bis 99,0, SD 22,2) respektive 41,6 (4,0 bis 75,0, SD 26,3). Die mittlere *Standardabweichung* lag bei 11,5 (5,6 bis 21,2, SD 5,3) und damit 95% des Ausgangswerts während die mittlere *Fläche* des Gesamttumors mit 7,8 cm^2 (2,0 bis 19,3cm^2, SD 6,4) um 35% kleiner als in der Baselinuntersuchung war.

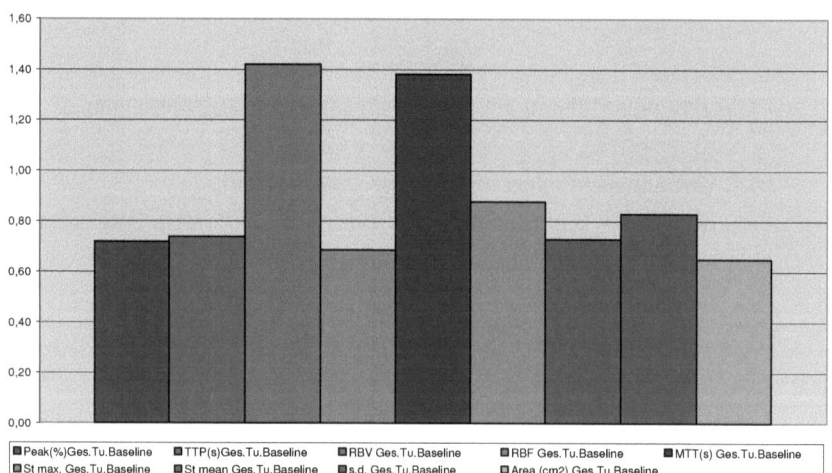

Abb. 53; Ratio Gesamttumor Bolus; TTP:Time to Peak, RBV:Regional Blood Volume, RBF: Regional Blood Flow, MTT: Mean Transit Time, SImax: Maximale Signalintensität, SImean: Mittlere Signalintensität, s.d.: Standardabweichung

3.4.3. Gesamttumor Replenishment

In den Replenishment-Untersuchungen zeigte sich ein Abfall des Peaks um knapp 22% auf 36,5% (20,6 bis 61,0%, SD 15,5), die TTP lag 43% unter dem Ausgangswert und das RBV mit im Mittel 1017,6 (104,8 bis 4419,8, SD 1681,7) bei 88% des Ausgangswetrs. Der RBF fiel um 16% und die MTT um 29%. SImax und SImean lagen 17 respektive 4% unter dem Ausgangswert, die Tumorfläche mit im Mittel 3,2 cm^2 (0,2 bis 9,6, SD 3,4) bei 34% des Baselinewerts.

Ratio Gesamttumor RPL

- Peak(%)Ges.Tu.Baseline Repl.
- TTP(s)Ges.Tu.Baseline Repl.
- RBV Ges.Tu.Baseline Repl.
- RBF Ges.Tu.Baseline Repl.
- MTT(s) Ges.Tu.Baseline Repl.
- St max. Ges.Tu.Baseline Repl.
- St mean Ges.Tu.Baseline Repl.
- s.d. Ges.Tu.Baseline Repl.
- Area (cm2) Ges.Tu.Baseline Repl.

Abb. 54; Ratio Gesamttumor Replenishment; TTP:Time to Peak, RBV:Regional Blood Volume, RBF: Regional Blood Flow, MTT: Mean Transit Time, SImax: Maximale Signalintensität, SImean: Mittlere Signalintensität, s.d.: Standardabweichung

3.4.4. Maximal perfundiertes Tumorareal Bolusinjektion

In den als maximal perfundierten Tumorarealen definierten ROI lagen in der Bolusmessung der Peak bei 74%, die TTP bei 80%, das RBV bei 157% und der RBF bei 70% des Ausgangswerts. Die MTT stieg um 62% an während die maximale und die mittlere Signalintensität um 16% resoektive 24% fielen. Die max. perfundierte Tumorfläche wurde in der Follow Up Untersuchung mit durchschnittlich 2,1 cm^2 (0,2 bis 5,4 cm^2, SD 1,8) 54% kleiner als in der Baselineuntersuchung vermessen.

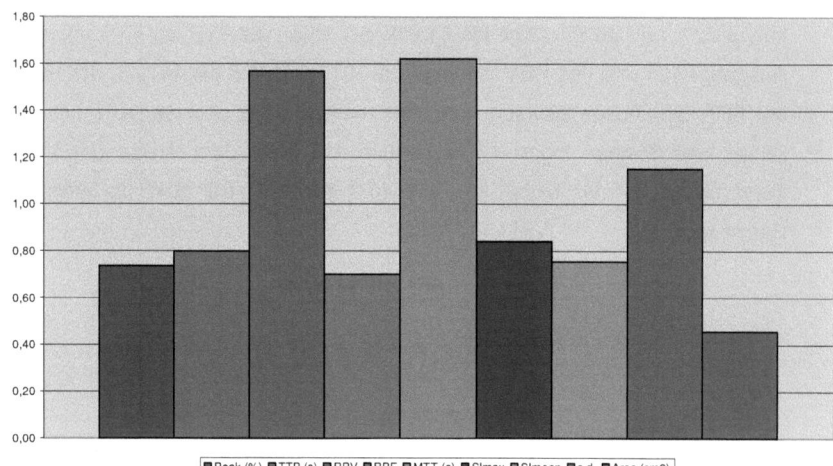

Abb. 55; Ratio maximal perfundiertes Tumorareal Bolusinjektion; TTP:Time to Peak, RBV:Regional Blood Volume, RBF: Regional Blood Flow, MTT: Mean Transit Time, SImax: Maximale Signalintensität, SImean: Mittlere Signalintensität, s.d.: Standardabweichung

3.4.5. Maximal perfundiertes Tumorareal Replenishment

Die Replenishment-Messungen ergaben einen Anstieg des *Peak* um 8% bei einer um 38% deutlich verkürzten *TTP* von 3,4 Sekunden (1,0 bis 6,1 Sekunden, SD 1,8). *RBV* und *RBF* waren im Wesentlichen unverändert mit 99% respektive 104% des Baselinewertes, auch die *maximale* und die *mittlere Signalintensität* (97% und 99%) sowie die mittlere *Standardabweichung* zeigten keine ausgeprägten Veränderungen. Die mittlere *Fläche* der vermessenen Raumforderung lag jedoch bei lediglich 54% des Ausgangswertes.

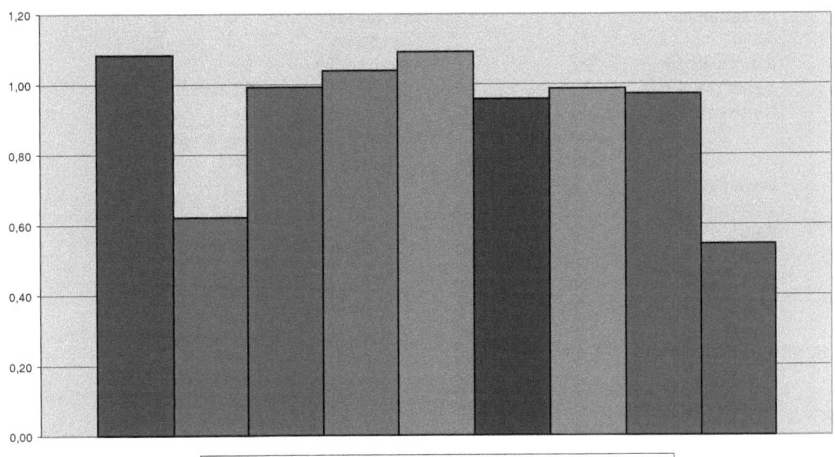

Abb.56; Ratio Maximal perfundiertes Tumorareal Replenishment; TTP:Time to Peak, RBV:Regional Blood Volume, RBF: Regional Blood Flow, MTT: Mean Transit Time, SImax: Maximale Signalintensität, SImean: Mittlere Signalintensität, s.d.: Standardabweichung

3.4.6. Tabellarische Auflistung der sonographischen Parameter

Die Verhältnisse der Follow-Up-Untersuchungen zur Baseline-Untersuchung sind im Folgenden nochmals tabellarisch und als Histogramm dargestellt; zur Übersicht sind in der Histogramm-Darstellung der prozentuale Abfall des ß2-Mikroglobulins und des entsprechenden Paraproteins eingefügt.

Patient 1:

Nr.	1		Paraprotein	IgA kappa
Geschlecht	f		ISS aktuell	2
Alter	75		Therapien	3
Erkrankungs-dauer (Monate)	39		Lokalisation	Retro peritoneal
Kontrastmittelsonographie				
	Gesamttumor		Maximal perfundiertes Areal	
	Bolus	RPL	Bolus	RPL
Peak (%)	0,98	1,16	0,90	0,91
TTP (sec)	0,99	0,54	1,01	0,43
RBV	0,56	0,41	0,46	0,27
RBF	0,80	1,01	0,70	0,76
MTT (sec)	0,09	0,40	0,66	2,88
SI$_{max}$	0,92	0,78	0,92	0,55
SI$_{mean}$	0,99	1,17	0,90	0,56
s.d.	0,43	0,49	0,68	0,80
Areal (cm^2)	0,49	0,06	0,50	0,04
Hämatologie				
B2M	0,81			
Paraprotein	0,20			

Tabelle 43; TTP:Time to Peak, RBV:Regional Blood Volume, RBF: Regional Blood Flow, MTT: Mean Transit Time, SI$_{max}$: Maximale Signalintensität, SI$_{mean}$: Mittlere Signalintensität, s.d.: Standardabweichung, B2M: ß2-Mikroglobulin; RPL: Replenishment.

Bei dieser Patientin konnte sowohl nach den EBMT- als auch nach den IMWG-Kriterien ein partielle Remission diagnostiziert werden, da ein Rückgang des Paraproteins –hier IgA- und eine Grössenreduktion der extramedullären Raumforderung, in diesem Falle des Gesamttumors und des maximal perfundierten Areals um ≥ 50 vorlag.

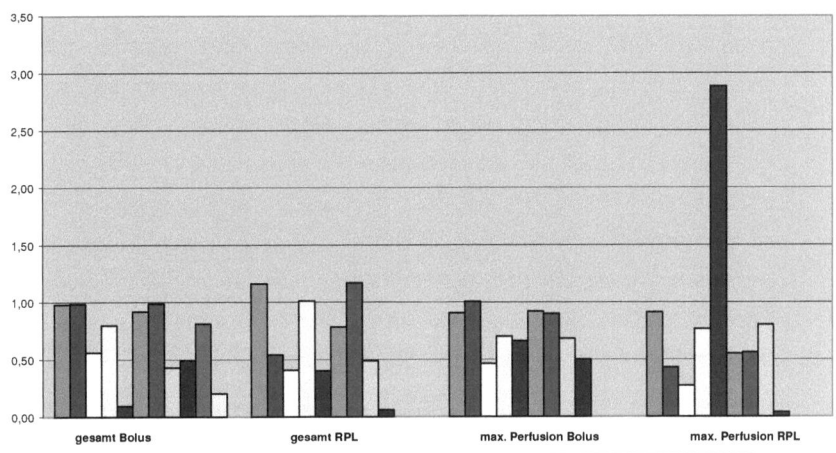

Abb. 57; TTP:Time to Peak, RBV:Regional Blood Volume, RBF: Regional Blood Flow, MTT: Mean Transit Time, SImax: Maximale Signalintensität, SImean: Mittlere Signalintensität, s.d.: Standardabweichung,B2MG: ß2-Mikroglobulin; RPL: Replenishment.

Patient 2:

Nr.	2		Paraprotein	IgG kappa
Geschlecht	m		ISS aktuell	2
Alter	64		Therapien	4
Erkrankungs-dauer (Monate)	67		Lokalisation	pleural
Kontrastmittelsonographie				
	Gesamttumor		Maximal perfundiertes Areal	
	Bolus	RPL	Bolus	RPL
Peak (%)	0,25		0,81	
TTP (sec)	0,77		1,16	
RBV	0,18		0,74	
RBF	0,21		0,69	
MTT (sec)	0,88		1,07	
SImax	1,13		1,14	
SImean	0,25		0,81	
s.d.	1,91		2,91	
Areal (cm^2)	1,02		0,26	
Hämatologie				
B2M	0,48			
Paraprotein	0,35			

Tabelle 44; TTP:Time to Peak, RBV:Regional Blood Volume, RBF: Regional Blood Flow, MTT: Mean Transit Time, SI$_{max}$: Maximale Signalintensität, SI$_{mean}$: Mittlere Signalintensität, s.d.: Standardabweichung,B2M: ß2-Mikroglobulin; RPL: Replenishment.

Patient 2 zeigte in der Follow-Up-Untersuchung sowohl nach den EBMT- als auch den IMWG-Kriterien eine PR. Bei diesem Patienten fand sich eine Korrelation des hämatologischen Ansprechens insbesondere mit der kontrastmittelsonographischen Untersuchung des maximal perfundierten Areals; hier zeigte sich neben einem Abfall der mit dem im Tumor zirkulierenden Blutvolumen korrelierenden Parameter (RBV, RBV) auch eine Zunahme der TTP als Zeichen einer verminderten Anflutungsgeschwindigkeit des Kontrastmittels. Weiterhin fand sch eine Grössenabnahme des maximal perfundierten Areals um 74%. Bei der Messung des Gesamttumors zeigte sich hingegen neben eine Abnahme der TTP eine leichte Zunahme des gemessenen Tumorareals auf 102% des Ausgangswertes.

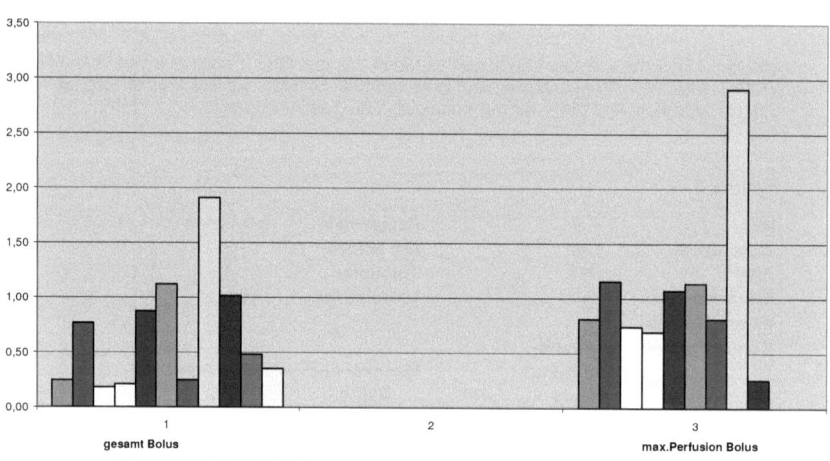

Abb.58; TTP:Time to Peak, RBV:Regional Blood Volume, RBF: Regional Blood Flow, MTT: Mean Transit Time, SI_{max}: Maximale Signalintensität, SI_{mean}: Mittlere Signalintensität, s.d.: Standardabweichung, B2MG: ß2-Mikroglobulin

Patient 3:

Nr.	3	Paraprotein	Bence-Jones
Geschlecht	m	ISS aktuell	3
Alter	69	Therapien	0
Erkrankungsdauer (Monate)	0	Lokalisation	thorakal
Kontrastmittelsonographie			
	Gesamttumor	Maximal perfundiertes Areal	
	Bolus	RPL	Bolus	RPL
Peak (%)	0,59		0,63	
TTP (sec)	0,91		0,79	
RBV	0,42		0,43	
RBF	0,53		0,59	
MTT (sec)	0,79		0,73	
SI$_{max}$	0,70		0,70	
SI$_{mean}$	0,59		0,62	
s.d.	0,62		0,78	
Areal (cm^2)	0,89		0,25	
Hämatologie				
B2M	1,45			
Paraprotein	0,63			

Tabelle 45; TTP:Time to Peak, RBV:Regional Blood Volume, RBF: Regional Blood Flow, MTT: Mean Transit Time, SI$_{max}$: Maximale Signalintensität, SI$_{mean}$: Mittlere Signalintensität, s.d.: Standardabweichung,B2M: ß2-Mikroglobulin; RPL: Replenishment.

Bei diesem Patienten lag zwar ein Abfall des Paraproteins vor, jedoch wurde der für die Diagnose einer PR in beiden Klassifikationen geforderte Wert von ≥50% nicht erreicht, so dass hier bereits nach den hämatologischen Parametern eine NC respektive SD vorlag. In den vorliegenden kontrastmittelsonographischen Untersuchungen zeigt sich in den Messungen des Gesamttumors eine Abnahme der mit dem Blutvolumen korrelierenden Parametern (RBV und RBF), auch die Spitzendurchblutung nahm ab, die TTP zeigt mit 91% des Ausgangswertes jedoch keine relevante Abnahme. Die Fläche der extramedullären Läsion betrug im Follow-UP noch 89%. In der Messung des maximal erfundierten Areals zeigen sich die beim Gesamttumor erhobenen Werte in einer etwas stärkeren Ausprägung.

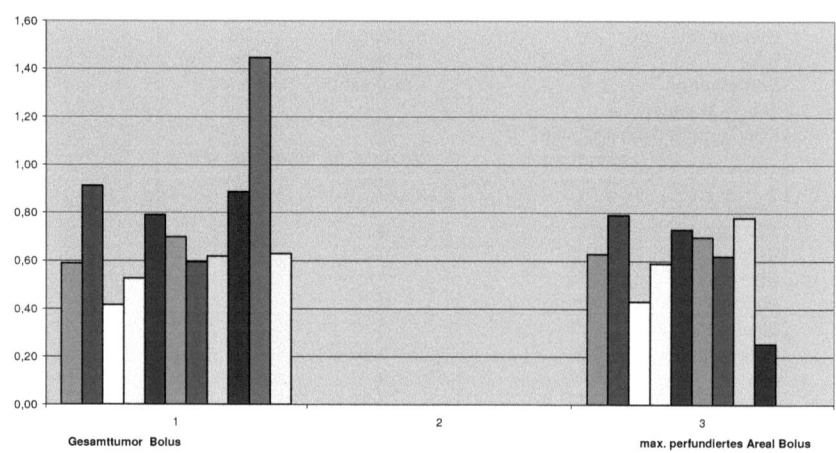

Abb. 59; TTP:Time to Peak, RBV:Regional Blood Volume, RBF: Regional Blood Flow, MTT: Mean Transit Time, SI$_{max}$: Maximale Signalintensität, SI$_{mean}$: Mittlere Signalintensität, s.d.: Standardabweichung, B2MG: ß2-Mikroglobulin

Patient 4:

Nr.	4		Paraprotein	IgA kappa
Geschlecht	m		ISS aktuell	1
Alter	69		Therapien	2
Erkrankungs-dauer (Monate)	8		Lokalisation	Hepar
Kontrastmittelsonographie				
	Gesamttumor		Maximal perfundiertes Areal	
	Bolus	RPL	Bolus	RPL
Peak (%)	0,38		0,45	
TTP (sec)	0,08		0,14	
RBV	0,03		0,04	
RBF	0,31		0,36	
MTT (sec)	0,09		0,12	
SImax	0,65		0,63	
SImean	0,38		0,45	
s.d.	0,58		1,51	
Areal (cm²)	0,34		0,10	
Hämatologie				
B2M	0,78			
Paraprotein	0,11			

Tabelle 46; TTP:Time to Peak, RBV:Regional Blood Volume, RBF: Regional Blood Flow, MTT: Mean Transit Time, SI$_{max}$: Maximale Signalintensität, SI$_{mean}$: Mittlere Signalintensität, s.d.: Standardabweichung, B2M: ß2-Mikroglobulin; RPL: Replenishment.

Bei Patient Nr. 4 kann sowohl nach EBMT- als auch nach IWG-Kriterien eine partielle Remission diagnostiziert werden. Kontrastmittelsonographisch findet sich sowohl in der Gesamttumor-Messung als auch in dem maximal perfunderten Areal ein Abfall der Perfusionsparameter. Dem gegenüber steht jedoch eine Abnahme der TTP als Hinweis auf eine schnellere Kontrastmittelanflutung.

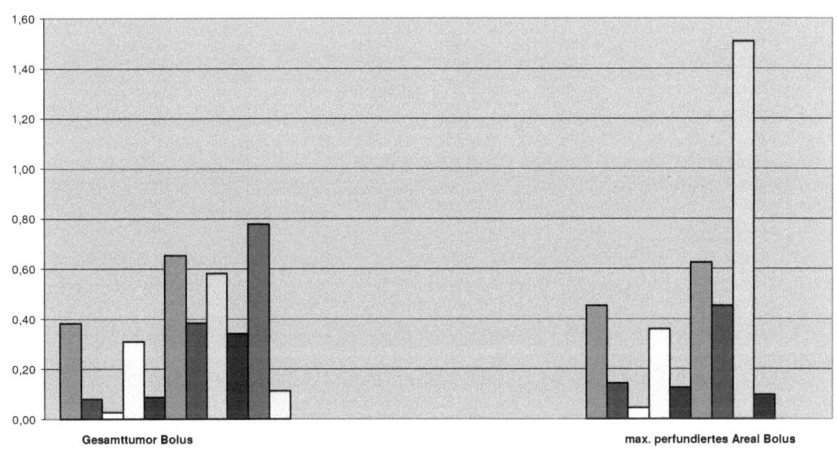

Abb. 60; TTP:Time to Peak, RBV:Regional Blood Volume, RBF: Regional Blood Flow, MTT: Mean Transit Time, SI_{max}: Maximale Signalintensität, SI_{mean}: Mittlere Signalintensität, s.d.: Standardabweichung, B2MG: ß2-Mikroglobulin.

Patient 5:

Nr.	5	Paraprotein	IgG lambda
Geschlecht	f	ISS aktuell	2
Alter	66	Therapien	0
Erkrankungs-dauer (Monate)	0	Lokalisation	Paravertebral
Kontrastmittelsonographie			
	Gesamttumor		Maximal perfundiertes Areal
	Bolus	RPL	Bolus	RPL
Peak (%)	0,69	0,51	0,76	
TTP (sec)	0,71	0,36	0,77	
RBV	0,43	0,21	0,55	
RBF	0,64	0,55	0,72	
MTT (sec)	0,68	0,39	0,77	
SImax	0,88	0,47	0,89	
SImean	0,69	0,53	0,77	
s.d.	0,95	0,39	1,54	
Areal (cm²)	0,53	0,17	0,49	
Hämatologie				
B2M	0,32			
Paraprotein	0,17			

Tabelle 47; TTP:Time to Peak, RBV:Regional Blood Volume, RBF: Regional Blood Flow, MTT: Mean Transit Time, SI$_{max}$: Maximale Signalintensität, SI$_{mean}$: Mittlere Signalintensität, s.d.: Standardabweichung, B2M: ß2-Mikroglobulin; RPL: Replenishment.

Bei diesem Patienten findet sich neben einem Abfall des Paraproteins um 83% auch eine Grössenabnahme der extramedullären Raumforderung um knapp 5=%, so dass hier nach EBMT- und IMWG-Kriterien die Diagnose einer PR gestellt werden kann. In der sonographischen Untersuchung findet sich passend dazu eine Abnahme der Perfusionsparameter bei lediglich geringem Abfall der TTP.

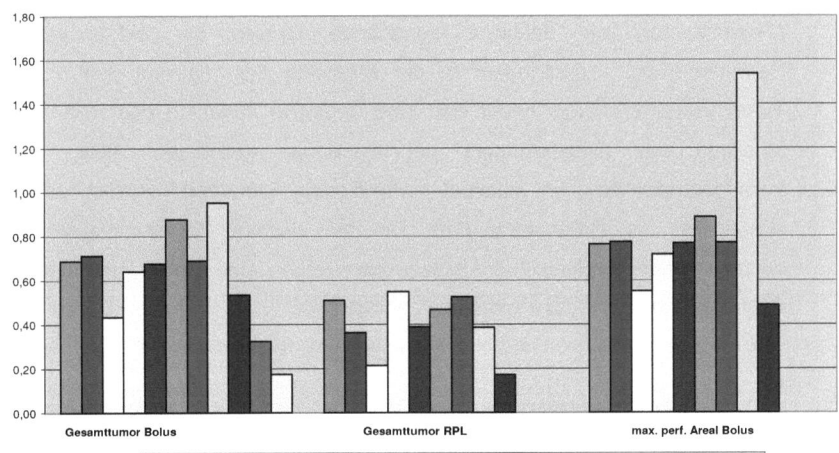

Abb. 61; TTP:Time to Peak, RBV:Regional Blood Volume, RBF: Regional Blood Flow, MTT: Mean Transit Time, SI$_{max}$: Maximale Signalintensität, SI$_{mean}$: Mittlere Signalintensität, s.d.: Standardabweichung, B2MG: ß2-Mikroglobulin; RPL: Replenishment.

Patient 8:

Nr.	8		Paraprotein	IgG lambda
Geschlecht	m		ISS aktuell	1
Alter	68		Therapien	2
Erkrankungs-dauer (Monate)	11		Lokalisation	Thorakal
Kontrastmittelsonographie				
	Gesamttumor		Maximal perfundiertes Areal	
	Bolus	RPL	Bolus	RPL
Peak (%)	0,93	8,59	0,19	1,89
TTP (sec)	1,36	0,25	0,86	0,20
RBV	0,99	18,60	0,21	4,90
RBF	9,16	9,45	0,20	1,82
MTT (sec)	1,08	1,97	1,05	2,69
SI$_{max}$	0,87	1,76	0,38	1,49
SI$_{mean}$	1,00	8,00	0,21	1,90
s.d.	0,62	1,33	0,33	0,70
Areal (cm^2)	0,91	0,55	2,44	0,76
Hämatologie				
B2M	1,67			
Paraprotein	0,79			

Tabelle 48; TTP:Time to Peak, RBV:Regional Blood Volume, RBF: Regional Blood Flow, MTT: Mean Transit Time, SI$_{max}$: Maximale Signalintensität, SI$_{mean}$: Mittlere Signalintensität, s.d.: Standardabweichung, B2M: ß2-Mikroglobulin; RPL: Replenishment.

Dieser Patient zeigt zwar von der Seite des Paraproteins einen leichten Abfall auf 79% des Baselinewertes, sonographisch zeigt sich aber eine stabile (Gesamttumor) bis deutliche zunehende Grösse der extramedullären Raumforderung, insbesondere in der Messung des maximal perfundierten Tumorareals. Weiterhin findet sich eine deutliche Zunahme des RBF in der Messung des Gesamttumors bei allerdings konstantem RBV. Diese Veränderungen sind im maximal perfundierten Tumorareal deutlich weniger ausgeprägt bis nicht vorhanden. Die bei diesem Patienten ausserdem durchgeführten Replenishment Messungen zeigen eine starke Erhöhung von RBV, RBF und der Peak-Perfusion in beiden ROI.

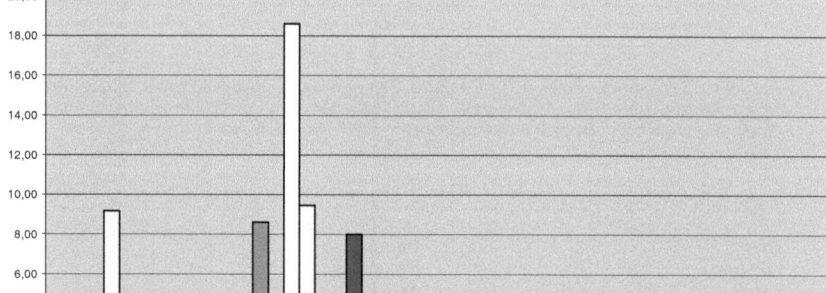

Abb. 62; TTP:Time to Peak, RBV:Regional Blood Volume, RBF: Regional Blood Flow, MTT: Mean Transit Time, SI_{max}: Maximale Signalintensität, SI_{mean}: Mittlere Signalintensität, s.d.: Standardabweichung, B2MG: ß2-Mikroglobulin; RPL: Replenishment.

Patient 10:

Nr.	10		Paraprotein	IgG lambda
Geschlecht	m		ISS aktuell	1
Alter	68		Therapien	3
Erkrankungs-dauer (Monate)	55		Lokalisation	Sinus maxillaris
Kontrastmittelsonographie				
	Gesamttumor		Maximal perfundiertes Areal	
	Bolus	RPL	Bolus	RPL
Peak (%)	0,92	0,82	0,84	0,88
TTP (sec)	0,92	0,59	1,19	0,64
RBV	0,45	0,20	0,61	0,19
RBF	0,87	0,80	0,80	0,89
MTT (sec)	0,51	0,25	0,93	0,22
SImax	0,90	0,84	0,90	0,84
SImean	0,94	0,81	0,84	0,88
s.d.	0,56	0,93	1,02	0,94
Areal (cm^2)	0,54	0,54	0,78	0,43
Hämatologie				
B2M	ND			
Paraprotein	1,29			

Tabelle 49; TTP:Time to Peak, RBV:Regional Blood Volume, RBF: Regional Blood Flow, MTT: Mean Transit Time, SI$_{max}$: Maximale Signalintensität, SI$_{mean}$: Mittlere Signalintensität, s.d.: Standardabweichung, B2M: ß2-Mikroglobulin; RPL: Replenishment.

Bei Patient Nr. 10 findet sich –entgegen der Beurteilung nach den IMWG- und EBMT-Kriterien, nach denen aufgrund des Paraprotein-Anstiegs eindeutig eine PD vorliegt- in den sonographischen Untersuchungen tendentiell eine Abnahme der Perfusionsparameter, insbesondere in der Messung des maximal perfundierten Areals fällt eine Abnahme der Peak Perfusion bei einer gleichzeitigen Zunahme der TTP auf. In beiden ROI zeigt sich eine deutliche Anahme von RBF und RBF, die Grössenabnahme der extramedullären RF ist reproduzierbar in allen Messungen vorhanden. Die Ergebnisse der Replenishment Messungen decken sich mit denen der Bolus-Untersuchungen.

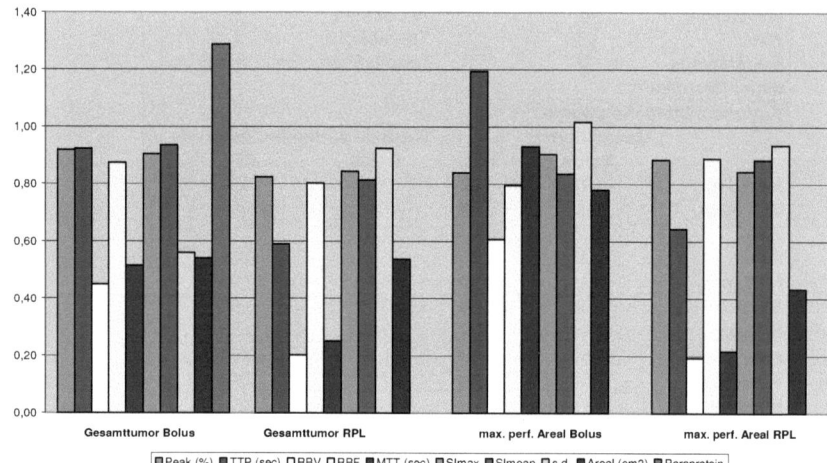

Abb. 63; TTP:Time to Peak, RBV:Regional Blood Volume, RBF: Regional Blood Flow, MTT: Mean Transit Time, SI$_{max}$: Maximale Signalintensität, SI$_{mean}$: Mittlere Signalintensität, s.d.: Standardabweichung, B2MG: ß2-Mikroglobulin; RPL: Replenishment.

Patient 11:

Nr.	11		Paraprotein	Bence-Jones
Geschlecht	f		ISS aktuell	3
Alter	62		Therapien	2
Erkrankungs-dauer (Monate)	0		Lokalisation	Thorakal
Kontrastmittelsonographie				
	Gesamttumor		Maximal perfundiertes Areal	
	Bolus	RPL	Bolus	RPL
Peak (%)	0,67	0,74	0,49	0,80
TTP (sec)	0,76	0,50	0,54	0,68
RBV	0,58	0,86	0,73	0,68
RBF	0,58	0,63	0,76	0,80
MTT (sec)	0,48	0,37	0,60	0,62
SImax	0,69	0,57	0,69	0,72
SImean	0,71	0,68	0,68	0,71
s.d.	0,82	0,45	0,82	0,75
Areal (cm^2)	0,78	0,32	0,84	0,88
Hämatologie				
B2M	1,00			
Paraprotein	0,20			

Tabelle 50; TTP:Time to Peak, RBV:Regional Blood Volume, RBF: Regional Blood Flow, MTT: Mean Transit Time, SI$_{max}$: Maximale Signalintensität, SI$_{mean}$: Mittlere Signalintensität, s.d.: Standardabweichung, B2M: ß2-Mikroglobulin; RPL: Replenishment.

Bei dieser Patientin kann nach den EBMT-Kriterien aufgrund des Paraproteinabfalls und der Grössenabnahme der extramedullären Raumforderung eine PR diagnostiziert werden. Bei einer Beurteilung nach den IMWG-Kriterien liegt jedoch –da die Grössenabnahme der extramedullären Raumforderung nicht gleich oder grösser 50% ist- eine SD vor. Die übrigen kontrastmittelsonographischen Parameter, insbesondere die Abnahme der Peak Perfusion, der RBF und des RBF deuten in Zusammenschau mit dem Abfall des Paraproteins eher auf eine Abnahme der Krankheitsaktivität hin.

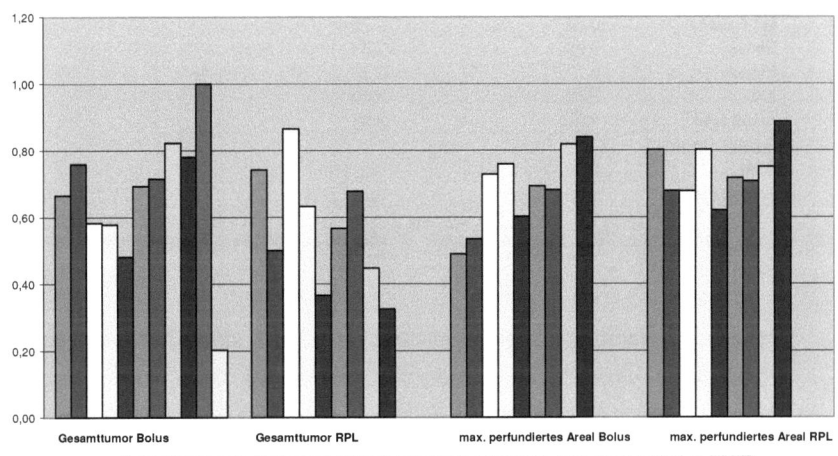

Abb. 64; TTP:Time to Peak, RBV:Regional Blood Volume, RBF: Regional Blood Flow, MTT: Mean Transit Time, SI$_{max}$: Maximale Signalintensität, SI$_{mean}$: Mittlere Signalintensität, s.d.: Standardabweichung, B2MG: ß2-Mikroglobulin; RPL: Replenishment.

Patient 15:

Nr.	15	Paraprotein	IgA lambda
Geschlecht	m	ISS aktuell	3
Alter	55	Therapien	6
Erkrankungsdauer (Monate)	22	Lokalisation	Thorakal

Kontrastmittelsonographie				
	Gesamttumor		Maximal perfundiertes Areal	
	Bolus	RPL	Bolus	RPL
Peak (%)	0,71		0,78	
TTP (sec)	0,92		0,96	
RBV	0,38		0,48	
RBF	0,60		0,68	
MTT (sec)	0,64		0,70	
SI$_{max}$	0,90		0,89	
SI$_{mean}$	0,71		0,78	
s.d.	2,20		3,20	
Areal (cm^2)	1,20		2,98	
Hämatologie				
B2M	0,96			
Paraprotein	1,56			

Tabelle 51; TTP:Time to Peak, RBV:Regional Blood Volume, RBF: Regional Blood Flow, MTT: Mean Transit Time, SI$_{max}$: Maximale Signalintensität, SI$_{mean}$: Mittlere Signalintensität, s.d.: Standardabweichung, B2M: ß2-Mikroglobulin; RPL: Replenishment.

Patient 15 zeigt in Übereinstimmung mit dem deutlichen Anstieg des Paraproteins um 56% eine Grössenzunahme des Gesamttumor und des maximal perfundierten Areal, so dass in diesem Fall nach EBMT und IMWG eine PD vorlegt.

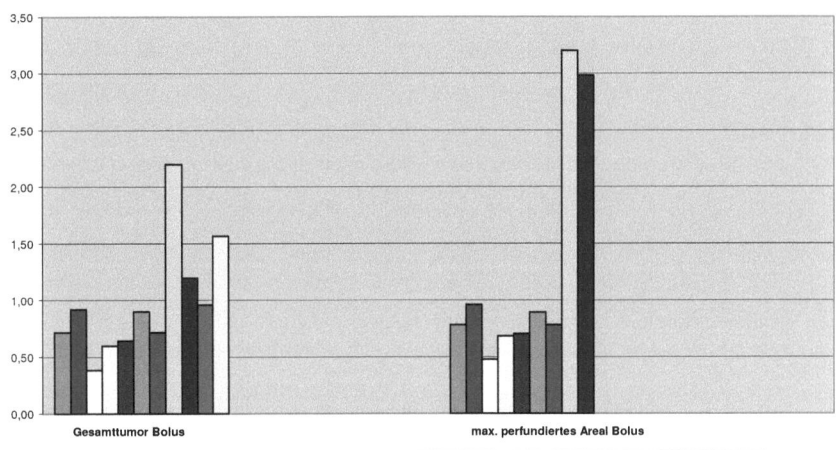

Abb. 65; TTP:Time to Peak, RBV:Regional Blood Volume, RBF: Regional Blood Flow, MTT: Mean Transit Time, SI$_{max}$: Maximale Signalintensität, SI$_{mean}$: Mittlere Signalintensität, s.d.: Standardabweichung, B2MG: ß2-Mikroglobulin

Patient 16:

Nr.	16		Paraprotein	NS
Geschlecht	m		ISS aktuell	3
Alter	73		Therapien	4
Erkrankungs-dauer (Monate)	147		Lokalisation	Thorakal
Kontrastmittelsonographie				
	Gesamttumor		Maximal perfundiertes Areal	
	Bolus	RPL	Bolus	RPL
Peak (%)	1,03	0,96	1,01	0,97
TTP (sec)	0,90	0,84	0,78	0,83
RBV	1,89	1,04	1,95	1,13
RBF	1,01	0,96	0,97	0,97
MTT (sec)	1,86	1,08	2,01	1,16
SImax	1,00	0,98	1,00	0,98
SImean	1,04	0,97	1,01	0,97
s.d.	0,85	1,04	1,13	0,88
Areal (cm²)	0,59	0,82	0,56	0,86
Hämatologie				
B2M	1,26			
Paraprotein	NA			

Tabelle 52; TTP:Time to Peak, RBV:Regional Blood Volume, RBF: Regional Blood Flow, MTT: Mean Transit Time, SI$_{max}$: Maximale Signalintensität, SI$_{mean}$: Mittlere Signalintensität, s.d.: Standardabweichung, B2M: ß2-Mikroglobulin; RPL: Replenishment.

Bei Patient Nr. 16 liegt ein nicht-sekretorisches Myelom vor, so dass in diesem Fall zur konventionellen Remissionsbeurteilung leidglich das Verhältnis der freien Leichtketten herangezogen werden kann. In der Follow-Up-Untersuchung fand sich ein pathologischer κ/λ- Quotient von < 0,389, welcher bei der Baseline-Untersuchung noch bei 0,641 lag. Zusätzlich zeigt sich ein Anstieg des ß2-Mikroglobulins um 26%. In Übereinstimmung hiermit liegen auch in der Kontrastmittelsonographie die Messwerte der Follow-Up-Untersuchung über denen der Baseline Untersuchung (RBV, RBF, Peak Perfusion), während die TTP rückläufig ist. Diese Ergebnisse weisen trotz der sonographisch gemessenen Grössenabnahme des Tumors auf das Vorliegen eine PD hin.

Abb. 66; TTP:Time to Peak, RBV:Regional Blood Volume, RBF: Regional Blood Flow, MTT: Mean Transit Time, SI$_{max}$: Maximale Signalintensität, SI$_{mean}$: Mittlere Signalintensität, s.d.: Standardabweichung, B2MG: ß2-Mikroglobulin

3.4.7. Darstellung der sonographischen Verlaufsparameter Responder/Non-Responder

Teilt man die Patienten nach ihrem hämatologischen Ansprechen in die oben genannten Gruppen ein, so besteht die Gruppe der Responder nach EBMT-Kriterien aus 5 Patienten, nach IMWG-Patienten aus 4 Patienten. Aufgrund der geringen Fallzahl ist eine Korrelation der einzelnen kontrastmittelsonographischen Parameter mit den etablierten hämatologischen Parametern nicht sinnvoll, so dass in diesem Abschnitt lediglich die mögliche diagnostische Wertigkeit der einzelnen Parameter anhand von Trends dargestellt werden soll.

EBMT Responder:
In der Bolusuntersuchung des Gesamttumors fiel die mittlere *Peak Perfusion* auf 61,9% des Baselinewertes ab, die *TTP* lag bei 55,3% des Ausgangswertes, *RBV* und *RBF* bei 35,3% und 53,7%. Bei 86,6% lag der durchschnittliche Wert der *maximalen Signalintensität* in der Verlaufskontrolle, die *mittlere Signalintensität* fiel um 13,5% und die *Fläche* des Tumors lag bei 56% des Ausgangswertes.

Die Replenishment-Untersuchungen, die in der Follow-Up-Untersuchung lediglich bei drei der vier Patienten mit partieller Remission durchgeführt werden konnten, ergaben folgende Werte: die *Peak Perfusion* fiel auf 74,5% ab, ebenso die *TTP*, die um 54,5% abnahm. *RBV* und *RBF* lagen im Mittel bei 39,9% respektive 67,0% des Ausgangswertes; die *MTT* fiel auf 38,6%, die mittlere *maximale Signalintensität* lag noch bei 65,6% des Ausgangswertes, die *mittlere Signalintensität* bei 73,4%. Die im Follow-Up vermessene durchschnittliche *Fläche* lag bei der Replenishment Untersuchung bei 17,9%

Dieselben Messungen wurden für die maximal perfundierten Tumorareale durchgeführt. Die Ergebnisse beider Untersuchungen sind im Folgenden tabellarisch dargestellt:

Responder nach EBMT	Gesamttumor (Ratio FU/Baseline)		Maximal perf. Areal (Ratio FU/Baseline)	
	Bolus	RPL	Bolus	RPL
Peak(%)	0,62	0,75	0,71	0,97
TTP (sec)	0,55	0,46	0,69	0,54
RBV	0,35	0,40	0,49	0,48
RBF	0,54	0,67	0,66	0,88
MTT (sec)	0,39	0,39	0,61	0,79
SImax	0,87	0,66	0,87	0,72
SImean	0,63	0,73	0,75	0,73
s.d.	0,87	0,53	1,49	0,84
Areal (cm^2)	0,56	0,18	0,36	0,16

Tabelle 53; TTP:Time to Peak, RBV:Regional Blood Volume, RBF: Regional Blood Flow, MTT: Mean Transit Time, SI$_{max}$: Maximale Signalintensität, SI$_{mean}$: Mittlere Signalintensität, s.d.: Standardabweichung,

Für die Responder nach IMWG (n=4) sind die oben angeführten Werte in der folgenden Tabelle dargestellt:

Responder nach IMWG	Gesamttumor (Ratio FU/Baseline)		Maximal perf. Areal (Ratio FU/Baseline)	
	Bolus	RPL	Bolus	RPL
Peak(%)	0,61	0,76	0,76	1,12
TTP (sec)	0,52	0,46	0,72	0,50
RBV	0,33	0,29	0,45	0,39
RBF	0,53	0,70	0,64	0,95
MTT (sec)	0,38	0,41	0,61	0,92
SImax	0,90	0,70	0,90	0,74
SImean	0,61	0,77	0,76	0,81
s.d.	0,87	0,58	1,63	0,99
Areal (cm^2)	0,46	0,10	0,32	0,05

Tabelle 54; TTP:Time to Peak, RBV:Regional Blood Volume, RBF: Regional Blood Flow, MTT: Mean Transit Time, SI$_{max}$: Maximale Signalintensität, SI$_{mean}$: Mittlere Signalintensität, s.d.: Standardabweichung,

Die Gruppe der Non-Responder nach EBMT-Kriterien, bestehend aus den Patienten mit einer NC-Situation und den Patienten mit einer PD, umfasst fünf Patienten (NC 20% (n=1), PD 80% (n=4)). Bei Klassifikation nach den IMWG-Kriterien fallen ebenfalls 5 Patienten in die Gruppe der Non-Responder, allerdings beträgt hier der Anteil der Patienten mit PD 100%.

Die kontrastmittelsonographischen Parameter für diese Patientengruppe sind in der folgenden Tabelle zusammengefasst:

Non Responder nach EBMT/IMWG	Gesamttumor (Ratio FU/Baseline)		Maximal perf. Areal (Ratio FU/Baseline)	
	Bolus	RPL	Bolus	RPL
Peak(%)	0,83	0,98	0,76	1,15
TTP (sec)	0,96	0,72	0,90	0,69
RBV	1,64	0,94	1,75	1,09
RBF	0,85	0,96	0,74	1,13
MTT (sec)	1,61	1,02	1,82	1,17
SImax	0,89	1,00	0,81	1,12
SImean	0,84	0,98	0,76	1,15
s.d.	0,80	1,16	0,88	1,06
Areal (cm^2)	0,77	0,81	0,58	1,04

Tabelle 55; TTP:Time to Peak, RBV:Regional Blood Volume, RBF: Regional Blood Flow, MTT: Mean Transit Time, SI$_{max}$: Maximale Signalintensität, SI$_{mean}$: Mittlere Signalintensität, s.d.: Standardabweichung,

In den folgenden Tabellen werden die Unterschiede der Entwicklung der einzelnen Perfusionsparameter in den Gruppen der EBMT- und IMWG-Responder resp. –Non-Responder gegenübergestellt.

3.4.7.1 Gesamttumor Bolusmessung

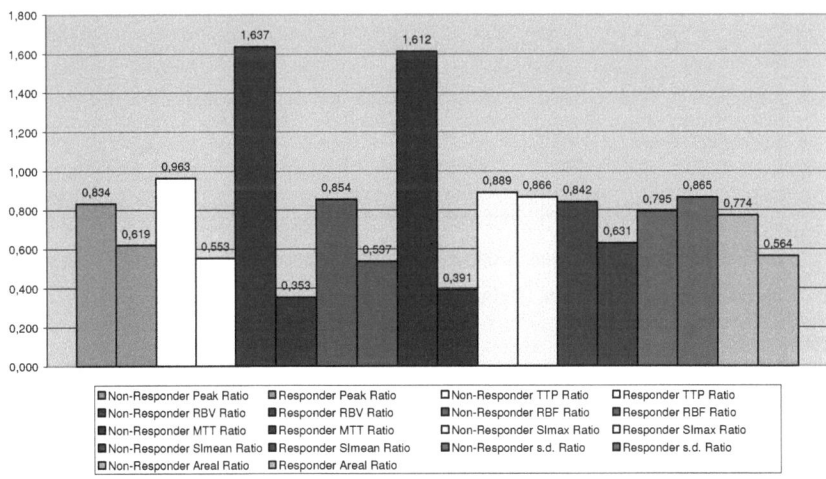

Abb. 67; TTP:Time to Peak, RBV:Regional Blood Volume, RBF: Regional Blood Flow, MTT: Mean Transit Time, SI$_{max}$: Maximale Signalintensität, SI$_{mean}$: Mittlere Signalintensität, s.d.: Standardabweichung,

In der Gruppe der Responder nach EBMT-Kriterien zeigt sich bei einem Großteil der Parameter eine Abnahme der Messwerte in der Follow-up-Untersuchung. Die DCEUS Parameter spiegeln den Verlauf der hämatologischen Parameter wieder.

3.4.7.2. Gesamttumor Replenishment-Messung

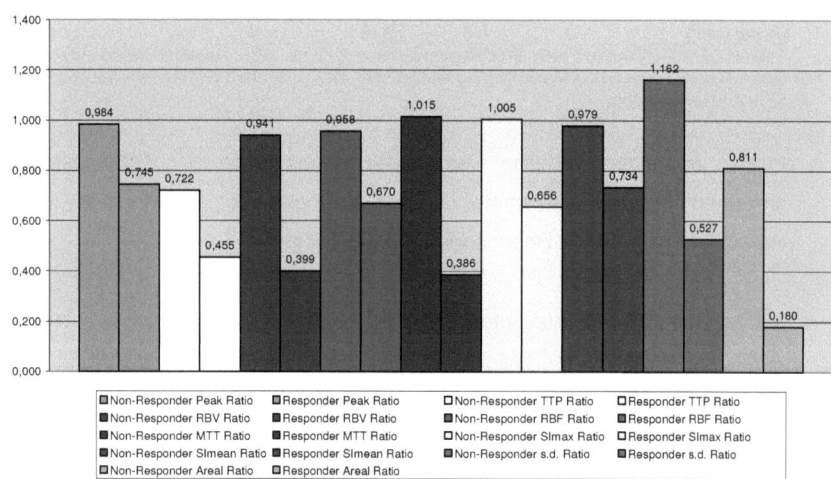

Abb. 68; TTP:Time to Peak, RBV:Regional Blood Volume, RBF: Regional Blood Flow, MTT: Mean Transit Time, SI_{max}: Maximale Signalintensität, SI_{mean}: Mittlere Signalintensität, s.d.: Standardabweichung,

Auch in dieser Messung zeigt sich in der Gruppe der Responder eine Abnahme der Messwerte in der Follow-up-Untersuchung. Die DCEUS Parameter korrelieren mit dem Verlauf der hämatologischen Parameter.

3.4.7.3. Maximal perfundiertes Areal Bolusmessung:

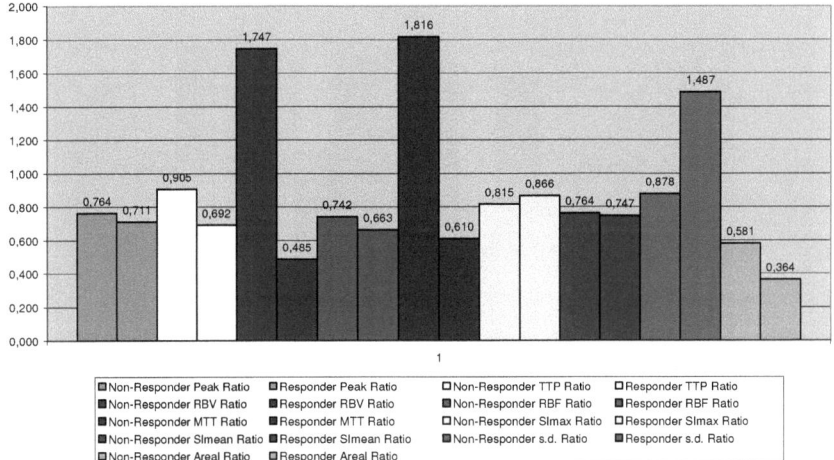

Abb. 69; TTP:Time to Peak, RBV:Regional Blood Volume, RBF: Regional Blood Flow, MTT: Mean Transit Time, SI_{max}: Maximale Signalintensität, SI_{mean}: Mittlere Signalintensität, s.d.: Standardabweichung,

Bei der Messung des maximal perfundierten Areal zeigt sich –im Gegensatz zur Gesamttumor-Messung- bei den Respondern eine Zunahme der maximalen Signalintensität bei ansonsten regulärem Abfall der Perfusionsparameter in der Gruppe der Responder.

3.4.7.4. Maximal perfundiertes Areal Replenishment-Messung:

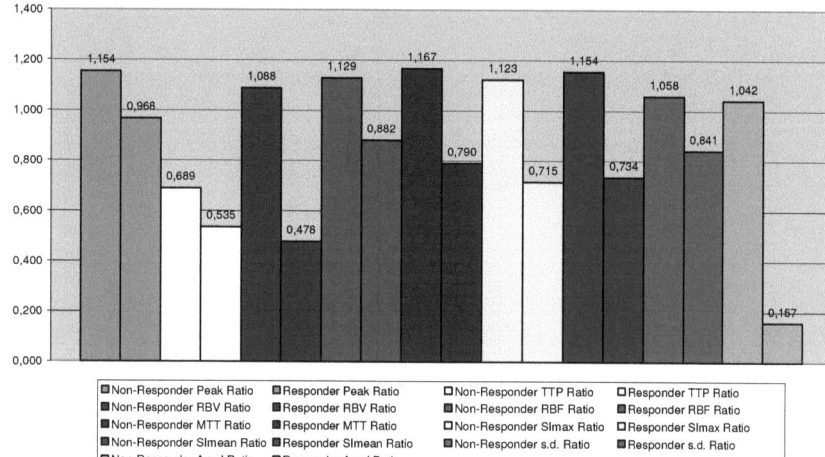

Abb.70; TTP:Time to Peak, RBV:Regional Blood Volume, RBF: Regional Blood Flow, MTT: Mean Transit Time, SI_{max}: Maximale Signalintensität, SI_{mean}: Mittlere Signalintensität, s.d.: Standardabweichung,

Wie in der Messung des Gesamttumors zeigen auch hier die Responder durchgehend eine Abnahme der Perfusionparameter in der Follow-up-Untersuchung.

Werden die Patienten nach den IMWG-Kriterien in Responder und Non-Responder unterteilt, so finden sich die gleichen Ergebnisse wie bei einer Unterteilung nach den EBMT-Kriterien.

4. Diskussion

4.1. Ziel der Untersuchung

Das Ziel dieser Untersuchung war zum einen die Charakterisierung der Perfusion extramedullärer Raumforderungen bei Patienten mit Multiplem Myelom. Dies ist die erste Untersuchung, die sich dieser Fragestellung widmet. Bei allen aktuell untersuchten Patienten bestand ein extramedullärer Myelombefall, wobei nicht differenziert wurde zwischen einem extramedullären Befall bei der Erstdiagnose oder im weiteren Verlauf der Erkrankung.

Die Häufigkeit des Auftretens extramedullärer Myelommanifestationen liegt in der Literatur –je nach Autor- bei 5 bis 20% (Blade, Kyle, and Greipp 345-51; Blade et al. 1115-23; Damaj et al. 402-06; Varettoni et al. 325-30; Wu et al. 230-35). wobei bei den meisten Patienten mehrere extramedulläre Raumforderungen bestehen. Bezüglich der Häufigkeit der Lokalisation der EM gibt es diskordante Aussagen. So finden sich in der Arbeit von WU et al. paravertebral lokalisierte EM in 58% der Fälle, als zweithäufigste Lokalisationen werden Brustwand und Subkutis beschrieben mit jeweils 15%. Damaj et al beschreiben in ihrer retrospektiven Auswertung von 19 Patienten mit MM die Pleura als häufigste Lokalisation.

In der von uns untersuchten Patientengruppe waren die meisten extramedullären Raumforderungen (55%, n=10) thorakal lokalisiert, gefolgt von pleuraler und paravertebraler Lokalisation (je 11%, n=2). Je ein Patient wies eine retroperitoneale respektive hepatische Raumforderungen aus, ein Patient zeigte eine Raumforderung im Bereich des Sinus maxillaris und ein Patient im Bereich des Acetabulums. 29% der Patienten hatten mehr als eine extramedulläre Raumforderung.

Die Verteilung der einzelnen Immunglobulin-Subgruppen bei den EM entspricht in der Literatur denen der Patienten ohne EM, in absteigender Häufigkeit findet sich IgG, IgA, Leichtketten, IgD und IgM. Die Häufigkeit des Anteils von nicht-sekretorischen Myelomen in dieser Patientengruppe liegt zwischen acht und neun Prozent (Varettoni et al. 325-30; Wu et al. 230-35).

In unserer Patientengruppe trat als häufigster Subbtyp das IgG-Myelom auf (70,5%), in zwei Drittel der Fälle mit IgG –Lamda- und bei einem Drittel der Patienten ein IgG-Kappa-Sekretion. Jeweils 11,8% der Patienten wiesen ein IgA- respektive ein Leichtketten-Myelom auf. Fünf Prozent der Patienten (n=1) ein nichtsekretorisches Myelom.

Die EM treten häufiger bei männlichen Patienten auf, wobei das mediane Alter bei Erstdiagnose mit 58 Jahren bis 61 Jahren etwas unter dem der Patienten ohne EM liegt (Damaj et al. 402-06; Varettoni et al. 325-30). In der Literatur wird beschrieben, dass sich bei Patienten mit MM und bei Erstdiagnose bereits bestehenden EM in den meisten Fällen ein Stadium III nach Durie und Salmon (53 – 58%) findet. In der aktuell untersuchten Patientengruppe lag der Anteil der Patienten mit einem Stadium III nach Durie und Salmon bei 27,7%, wobei wie oben erwähnt nicht zwischen einer EMM bei Erstdiagnose oder dem Auftreten einer EMM im Verlauf differenziert wurde und bei vier Patienten keine Daten über die initiale Stadieneinteilung vorlagen.

Bezüglich der Therapieempfehlungen gibt es keine Unterschiede zwischen den Patienten mit MM und EM. Bei Patienten, die initial mit einer Hochdosistherapie (HDT) mit autologer Stammzelltransplantation behandelt werden, findet sich jedoch eine im Vergleich zur konventionellen Chemotherapie deutlichere Zunahme des OS bei Patienten mit EM (EM+ HDT: 94 Monate, EM-HDT: 18 Monaten, MM+HDT 73 Monate, MM-HDT 27 Monate, siehe Abbildung (Wu et al. 230-35).

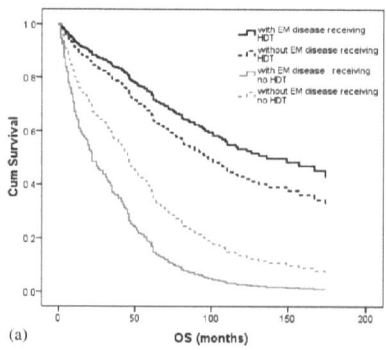

Abb. 71; OS bei EM und MM Patienten mit und ohne HDT (nach Wu et al.)

Zum aktuellen Zeitpunkt gibt es jedoch keine Studien, die speziell auf Systemtherapien bei Patienten mit EM eingehen. Einige klinische Studien berichten über eine fehlende respektive deutlich verminderte Wirksamkeit von Thalidomid auf EM (Avigdor et al. 683-87; Blade et al. 422-24; Myers et al. 234; Rosinol et al. 832-36) sowohl hinsichtlich der serologischen Parameter als auch der Grösse der extramdullären Raumforderungen.

Für Bortezomib belegen verschiedene Studien eine Wirksamkeit bei EM (Laura et al. 405-08; Patriarca et al. 278-79), die Ansprechraten (CR + PR) lagen bei 75%.

Die Mehrzahl der Patienten in unserem Kollektiv hatte bereits eine oder mehrere Chemotherapien erhalten. Lediglich bei 2 Patienten war vor Studieneinschluss noch keine Therapie durchgeführt worden. 17,6 % der Patienten hatten eine Vortherapie erhalten, bei 70,5% der Patienten waren bereits zwei oder mehr Chemotherapien durchgeführt worden.

In unserem Kollektiv erhielten 62,5% der Patienten eine Therapie mit **Bortezomib**, einem Borsäure-haltigen Dipeptid (Dipeptidylborsäure), welches hochselektiv reversibel an das 26S-Proteasom bindet und dieses in seinen zahlreichen Funktionen auf das Zellwachstum inhibiert.

Zu den Substraten des Proteasome gehören Signalmoleküle, Tumorsuppressoren (zum Beispiel p53), Zellzyklusregulatoren (z.B. Cycline und Cyclin-abhängige Kinase-Inhibitoren), inhibitorische Moleküle, antiapoptotische Proteine (z.B. BCL-2) und Transkriptionsfaktoren (zum Beispiel NF-κB). NF-κB (Nuclear Factor kappa B) ist ein Transkriptionsfaktor, der für viele Aspekte der Tumorentstehung aktiviert werden muss, einschließlich Zellwachstum und Überleben, Angiogenese, Zell-Zell-Interaktion und Metastasierung.

Eine Blockade der Proteasomen-Degradations-Signalwege resultiert in einer Akkumulation von ubiqitinisierten Proteinen. Dies führt zu einem signifikanten Zellstress und Zelltod. Hierbei scheinen maligne Zellen sensitiver als normale Zellen auf die proapoptotischen Effekte der Proteasominhibition zu reagieren, da möglicherweise aufgrund der bestehenden genetischen Instabilität der Effekt der Proteasominhibition nicht durch Ausweichmechanismen kompensiert werden kann.(Adams 9-16).

Der inhibitorische Effekt von Bortezomib auf die Angiogenese konnte in mehreren Tiermodellen gezeigt werden (Drexler, Risau, and Konerding 65-77;Oikawa et al. 243-48). Auch bei der Untersuchung von sogenannten MMEC (Multiple Myeloma Patient Derived Endothelial Cells) ließ sich dieser Effekt nachweisen; dies konnte zum einen auf die Hemmung der Expression pro-angiogenetischer Gene, vor allem VEGF, IL-6, IGF-I, Ang1, in den MMEC zurückgeführt werden, zum anderen auf eine direkte Hemmung der Sekretion von VEGF und IL-6 durch diese Zellen (Roccaro et al. 184-91; Hayashi, Hideshima, and Anderson 10-17).

Bei 31% der in unserer Studie untersuchten Patienten wurde Lenalidomid plus Dexamethason verabreicht und ein Patient erhielt Thalidomid plus Dexamethason. **Thalidomid und Lenalidomid** wirken direkt und indirekt auf Myelomzellen. Der direkte zytotoxische Effekt auf Myelomzellen mit konsekutiver Caspase-vermittelter Apoptose ist bei Lenalidomid stärker ausgeprägt als bei Thalidomid. (Hideshima et al. 2943-50). Beide Substanzen hemmen zudem die Interaktion zwischen Myelomzellen und Knochenmark Mikroenvironment, indem sie die Zelladhäsion stören, aber auch die Sekretion von Zytokinen blockieren, die das Wachstum beziehungsweise die Proliferation von Myelomzellen fördern, wie zum Beispiel Interleukin sechs (IL-6), IGF-1 und VEGF. Infolge der antiangiogenen Eigenschaften auf Endothelzellen haben beide Substanzen außerdem eine antiproliferative Wirkung.

Thalidomid wurde ursprünglich wegen seines antiangiogenen Effekts, der durch die Blockierung des Basic Fibrobast Growth Factor (bFGF) und des Vascular Endothelial Growth Factor (VEGF) vermittelt wird (D'Amato et al. 4082-85), beim Multiplen Myelom eingesetzt.

Weitere Mechanismen der IMiDe, die zur therapeutischen Effektivität beim Multiplen Myelom beitragen, sind eine Hemmung der Aktivität des Tumornekrosefaktors α (TNF-α) durch vermehrte TNFα-RNA- Degradation, die Stimulation der T-Zell-Proliferation, eine immunmodulatorische Wirkungen auf zahlreiche Zytokine (IL-8, IL-10, IL-4, IL-5, IL-12), die Induktion der Sekretion von IFN-γ und IL-2, eine Steigerung der NK-Zell-Zytotoxizität, die Induktion von Apoptose und die Regulierung der Expression von Adhäsionsmolekülen.

Im Bezug auf TNF-α-Inhibition, Zytokinmodulation, Stimulation der T-Zell-Proliferation ist Lenalidomid in vitro 200 bis 50.000-mal potenter als Thalidomid, allerdings besitzt es im Vergleich zu Thalidomid eine geringere antiangiogene Wirkung.

In der aktuellen Untersuchung lag der Anteil der Patienten, die bereits eine Hochdosischemotherapie (HDT) mit autologer Stammzelltransplantation erhalten hatten, bei 41,2%. Innerhalb dieser Gruppe waren bei 85,7% der Patienten 2 oder mehr HDTs durchgeführt worden.

Hinsichtlich der prognostischen Aussagekraft eines extramedullären Rezidivs nach einer HDT gibt es widersprüchliche Daten. Terpos et al. berichten, dass ein extramedulläres Rezidiv nach einer HDT mit einem meist kurz darauf auftretenden systemischen Progress und einem medianen OS von 10 Monaten assoziiert war (Terpos et al. 376-83), während andere Autoren bei Patienten mit einem extramedullärem Myelomrezidiv nach HDT keinen Unterschied des OS verglichen mit Patienten mit einem medullären Myelomrezidiv nach HDT beschreiben (Zeiser et al. 1057-65).

Zur Verlaufskontrolle des MM werden heutzutage zumeist serologische Parameter verwendet und hier besonders die quantitative Bestimmung des monoklonalen Immunglobulins.

Die Synthese und Sekretion von monoklonalem Immunglobulin beziehungsweise Immunglobulin-Leichtketten gehören zu den charakteristischen und gleichzeitig diagnostisch richtungsweisenden Befunden beim Multiplen Myelom (Bartl and Fateh-Moghadam 183-85).

Monoklonale Gammopathien treten bei über 97 % aller Multiplen Myelome auf, und zwar in abnehmender Häufigkeit durch monoklonales IgG, IgA, Bence-Jones-Lambda und –Kappa, Lambda, IgD und IgE. Komplett non-sekretorische Myelome treten in weniger als drei Prozent der Multiplen Myelome auf, immunzytologisch lassen sich jedoch zumeist monoklonales Immunglobulin beziehungsweise Leichtketten im Zytoplasma der Plasmazellen nachweisen. Die Mehrzahl der so genannten non-sekretorischen Myelome sezerniert in geringem Umfang monoklonale Leichtketten unterhalb der Detektionsschwelle der Immunfixation (weniger als 50-100 mg/l), die auch quantitativ messbar sind

(Dispenzieri et al. 215-24; Drayson et al. 2900-02). Obwohl monoklonale Gammopathien, insbesondere höherer Konzentration, charakteristisch für die plasmazellulären Neoplasien sind, sind sind sie jedoch diagnostisch nicht beweisend.

Ein weiterer wichtiger Verlaufsparameter ist das ß2-Mikroglobulin, welches die leichte Kette des HLA1-Antigens darstellt und auf nahezu allen Zelltypen nachweisbar ist, in höherer Dichte jedoch vor allem auf Lymphozyten. Da es sich dabei um ein mikromolekulares Protein von circa 11,8 kD Molekulargewicht handelt, hängt seine Serumkonzentration einerseits vom Lymphozytenumsatz. andererseits jedoch auch von der renalen Elimination ab. Damit wird bei normaler glomerulärer Filtrationsrate der Lymphozytenumsatz und somit im Falle von Lymphomen wie auch dem Multiplen Myelom die Tumormasse zum bestimmenden Faktor für die B2M-Konzentrationen. Falls keine interkurrenten Infekte vorliegen, kann somit das B2M als Tumormarker beim Multiplen Myelom eingesetzt werden. Die B2M -Konzentration stellt ausserdem einen wichtigen prognostischen Faktor dar (Schambeck et al. 64-68). Patienten hatten bei Werten unter 3 mg/l eine mediane Überlebenszeit von circa fünf Jahren, bei 3-5 mg/l lediglich von 2,5 Jahren und bei über 5 mg/l nur von circa einem Jahr.

Einschränkend ist anzumerken, dass für die quantitative Bestimmung der Immunglobuline interindividuell nur eine schlechte Korrelation zwischen der absoluten Konzentration und der Tumormasse besteht. Dies liegt vor allem daran, dass die Sekretionsrate sehr von dem individuellen Differenzierungsgrad der Myelomzellen abhängt. Plasmablastische Myelome und Plasmazell-Leukämien weisen häufig nur eine sehr geringe Paraproteinsynthese auf. Zur Abschätzung der Tumormasse eignen sich daher besser das B2M und der histologische Knochenmarkbefund.

Auch die Bildgebung mittels Ganzkörpercomputertomographie (GK-CT) und Magnetresononanztomographie (MRT) spielt sowohl in der initialen Diagnostik des Multiplen Myeloms als auch insbesondere in den Verlaufsuntersuchungen eine zunehmende Rolle.

Die MRT eignet sich durch den hohen Weichteilkontrast und die Möglichkeit der Darstellung anatomischer Strukturen in drei Raumebenen (axial, sagittal, koronar) besonders gut, um Knochen und Weichteilstrukturen abzubilden. Beim Multiplen Myelom können hierdurch paraossäre und paravertebrale beziehungsweise intraspinale Tumoransammlungen eindeutig nachgewiesen werden. Auch kann durch eine Magnetresonanztomographie eine Verdrängung von Knochenmark durch Tumorzellen durch das bei einer Verschiebung des Verhältnisses von Fett und Wasser geänderte Signalverhalten nachweisen.

Die Kontrastmittelsonographie wird mittlerweile bei zahlreichen klinischen Fragestellungen angewendet. Neben dem Einsatz in der Kardiologie, der Angiologie und der Urologie liegt ein Schwerpunkt der Anwendung der CEUS in der Gastroenterologie und der Onkologie. Eine wichtige Anwendung der Kontrastmittelsonographie ist die Darstellung der Vaskularisierung maligner Tumoren. Die Bedeutung dieser Anwendung hat insbesondere durch den Einsatz von antiangiogenetisch wirksamen Substanzen wie beispielsweise den Tyrosinkinaseinhibitoren Sunitinib und Sorafenib und Angiogeneseinhibitoren wie Bevacizumab oder Thalidomid an Bedeutung gewonnen. Durch den Einsatz der CEUS kann ein Tumoransprechen durch die Darstellung der Gefässdichte auch bei gleich bleibender Grösse der Raumforderung evaluiert werden. Dies ist im Rahmen dieser Indikationsstellung besonders wichtig, da bei der Therapie mit Tyrosinkonaseinhibitoren eine Abnahme der Gefässdichte mit konsekutiver Tumornekrose zeitlich deutlich vor einer Grössenabnahme der Raumforderung eintritt, so dass die Evaluation des Tumoransprechens nach RECIST hier deutlich eingeschränkt ist.

Die Validität und der klinische Nutzen der Kontrastmittelsonographie zum Monitoring des Therapieansprechens in dieser Situation konnte durch zahlreiche Studien belegt werden. (Cosgrove and Lassau 156-64; Lamuraglia et al. 202-12; Lassau et al. 1267-73; Lassau et al. 1216-25; Schambeck et al. 64-68). Durch den Einsatz der oben beschriebenen antiangiogenetischen Substanzen Bortezomib, Thalidomid und Lenalidomid beim Multiplen Myelom gewinnt die Messung der Mikrovaskularisation auch bei dieser Krankheitsentität an Bedeutung.

4.2. Charakterisierung des Perfusionsverhaltens extramedullärer Myelommanifestationen durch die kontrastmittelverstärkte Sonographie

Im ersten Teil dieser Arbeit sollte die Perfusion extramedullärer Myelommanifestationen mittels der durch die Kontrastmittelsonographie erhobenen Parameter *Peak Perfusion, Regional Blood Volume, Regional Blood Flow und Fläche des Tumors (Area)* charakterisiert werden. Da hierbei ein Vergleich mit einer „gesunden" Population nicht möglich ist, werden die erhobenen Parameter deskriptiv und im Vergleich mit den im Rahmen der klinischen Routine durchgeführten weiteren bildgebenden Untersuchung, in diesem Fall der Low-Dose-Ganzkörper-Computertomographie- dargestellt.

Als Referenz für ein normal perfundiertes Gewebe kann bei den kontrastmittelverstärkten Ultraschalluntersuchungen der extramedullären Myelommanifestationen lediglich die umgebende Muskulatur herangezogen werden. Ein Vergleich der beiden Gewebe- der EMM als Gewebe mit einer sehr starken Perfusion und der umgebenden Muskulatur als Gewebe mit einem normalen Perfusionsverhalten- ist aus dem folgenden Bild ersichtlich.

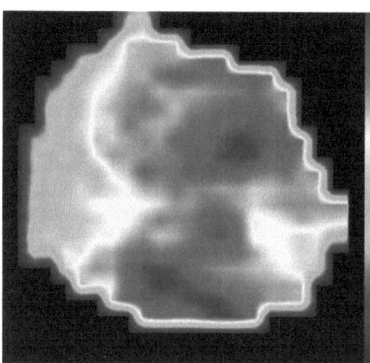

Abb. 72: Vergleich perfundiertes Areal vs. umgebende Muskulatur

Für die genannte Fragestellung wurden zwischen Februar 2008 und Mai 2010 insgesamt 18 Patienten mit neu diagnostiziertem oder rezidiviertem Multiplen Myelom mittels kontrastmittelunterstützer Sonographie (dynamic contrast enhanced ultrasound, DCEUS) im Median einen Tag vor Therapieeinleitung durchgeführt (Tag -1 bis Tag 6) mit einer der oben genannten Substanzen untersucht.

Für alle 18 Patienten wurde bei Einschluss in die Untersuchung eine Referenzläsion definiert.

Die Peak Perfusion lag im Mittel bei 52,8% (4,4 bis 90,7, SD 24,4), die Time-to-Peak als Mass für die Steilheit der Kontrastmittelanflutung bei 9,3 Sekunden (0,8 bis 18,7 Sekunden, SD 5,0). Die mittlere MTT lag bei den 18 untersuchten Patienten bei 29,3 Sekunden (1,1 bis 266,7Sekunden, SD 59,9), das Regional Blood Volume (RBV) und der Regional Blood Flow bei 2335,1 (16,3 bis 23343,2, SD 5306,2) respektive 62,7 (3,5 bis 118,5, SD 32,4).

Als maximale Signalintensität konnte ein Wert von 80,5 ermittelt werden (27 bis 99, SD 20), die mittlere Signalintensität lag bei 52,7 (4 bis 91, SD 24,4, die Standardabweichung der mittleren Signalintensität bei 13,7 (4,5 bis 28,4, SD 6,1).

Die mittlere sonographisch bestimmte Fläche der extramedullären Raumforderungen lag bei 10,9cm^2 (2,2 cm^2 bis 23,8 cm^2, SD 7,2).

Weiterhin wurde im Rahmen der klinischen Routine bei 88% der Patienten im Mittel 5,5 Tage vor der Kontrastmittelsonographie (Tag-12 bis Tag0) und 6,4 Tage (Tag -32 bis Tag+2) vor Therapieeinleitung eine Ganzkörper-Computertomographie in Low-Dose Technik durchgeführt. Hierdurch erfolgte zum einen Kontrolle bestehender osteolytischer Knochenveränderungen, der Nachweis oder Ausschluss pathologischer Frakturen, eine CT-morphologische Kontrolle der Knochenmarkinfiltration sowie der Nachweis respektive die Kontrolle extramedullärer Myelommanifestationen. Der im Rahmen dieser Untersuchung ermittelte mittlere maximale Durchmesser der Referenzläsion betrug 53,5mm (26mm bis 95mm, SD 18,9mm).

Im Rahmen der routinemässigen laborchemischen Untersuchungen fand sich neben einem erniedrigten Hämoglobinwert von 10,4g/dl (7 – 13,9g/dl, SD 1,8) bei 59% der Patienten initial bereits ein erhöhter Kreatininnwert, der im Mittel bei 1,6g/dl (0,6 – 5,2g/dl, SD 1,1) lag. Die mittlere Höhe des jeweiligen Paraproteins lag bei 2,1g/dl (0,2 - 16,9, SD 2,1), das Gesamteiweiss bei 7,9 g/dl (5,1 - 11,8, SD 1,8) und das ß2-Mikroglubulin bei 6,9 mg/l (2,7 – 12, SD 3,7).

Um einen möglichen Zusammenhang der laborchemischen Aktivitätsparametern vor Einleitung der Chemotherapie mit den kontrastmittelsonographischen Messwerten darstellen zu können, erfolgte in Anlehnung an die Stadieneinteilung nach Salmon und Durie sowie an das International-Staging-System (ISS) eine Unterteilung der Patienten hinsichtlich der bei Studieneinschluss gemessenen hämatologischen Aktivitätsparameter, dem ß2-Mikroglobulin (ß2MG) und dem Paraprotein (PP).

Als Schwellenwert für das ß2MG wurde ein Wert von 3,5 mg/l gewählt, beim Paraprotein lag dieser Wert bei 3g/dl. Bei fünfzehn Prozent der Patient lag der PP-Wert unter 3g/dl, das ß2MG lag bei 5 Patienten unter 3,5mg/l.

Aufgrund der niedrigen Patientenzahl ist die Angabe einer Korrelation zwischen den o.g. hämatologischen Parametern und den einzelnen sonographischen Parametern nicht zulässig, so dass im Folgenden die Zusammenhänge zwischen den Ergebnissen beider Untersuchungen lediglich deskriptiv dargestellt werden sollen.

Bei Patienten mit ß2MG Werten > 3,5mg/l fanden sich in der Baselineuntersuchung bei allen kontrastmittelsonographischen Untersuchungsmethoden (Gesamttumor Boluskinetik, Gesamttumor Replenishment, maximal perfundiertes Areal Boluskinetik, maximal perfundiertes Areal Replenishment) höhere Messwerte hinsichtlich der Peak-Perfusion, des Regional Blood Flow, der maximalen Signalintensität sowie der mittleren Signalintensität.

Beim Regional Blood Volume zeigte sich in den Replenishment Untersuchungen ein durchgehend höherer Wert bei den Patienten mit einem ß2MG < 3,5mg/l verglichen mit den Patienten mit einem ß2MG > 3,5mg/l, bei den boluskinetischen Untersuchungen zeigte sich ein umgekehrtes Bild. Dasselbe Ergebnis fand sich bei den Messungen der MTT, auch hier lagen in den boluskinetischen Untersuchungen die Messwerte bei den Patienten mit niedrigerem ß2MG über denen mit höherem ß2MG.

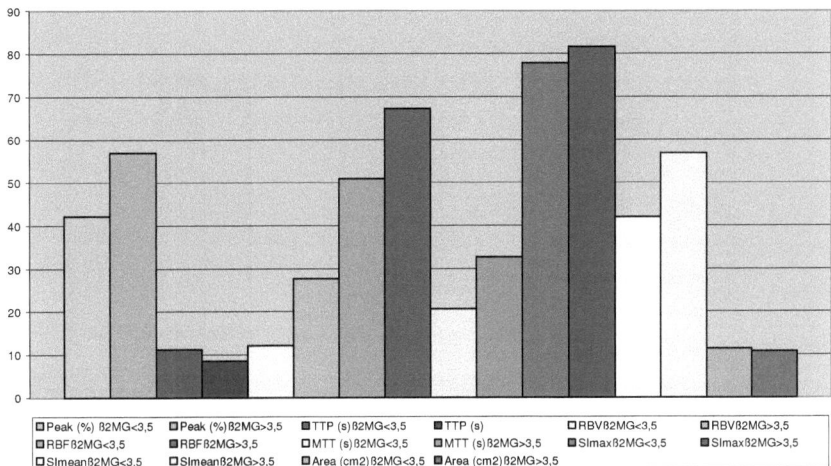

Abb.73; TTP:Time to Peak, RBV:Regional Blood Volume, RBF: Regional Blood Flow, MTT: Mean Transit Time, SI_{max}: Maximale Signalintensität, SI_{mean}: Mittlere Signalintensität, s.d.: Standardabweichung.

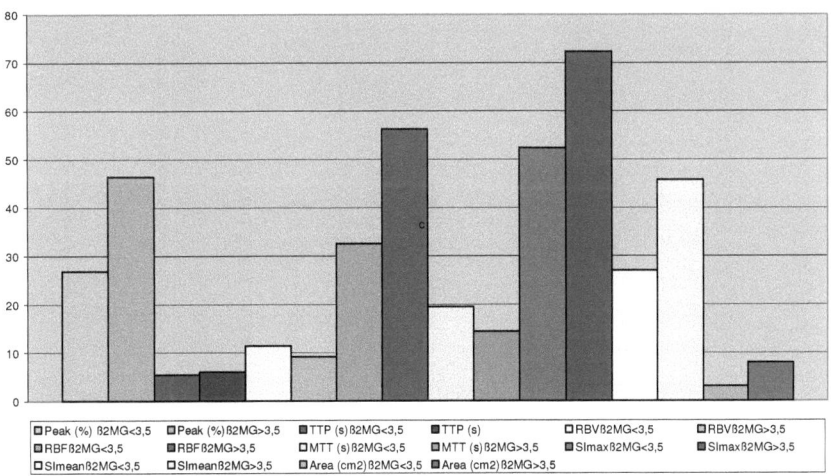

Abb.74; TTP:Time to Peak, RBV:Regional Blood Volume, RBF: Regional Blood Flow, MTT: Mean Transit Time, SI_{max}: Maximale Signalintensität, SI_{mean}: Mittlere Signalintensität, s.d.: Standardabweichung.

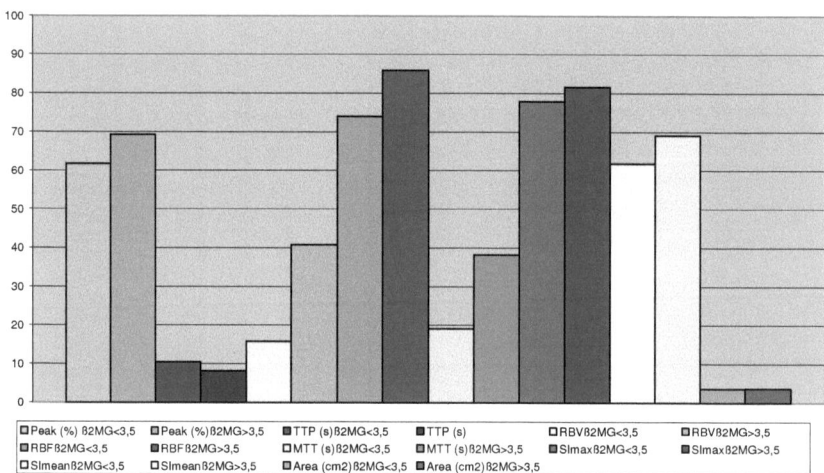

Abb.75; TTP:Time to Peak, RBV:Regional Blood Volume, RBF: Regional Blood Flow, MTT: Mean Transit Time, SI_{max}: Maximale Signalintensität, SI_{mean}: Mittlere Signalintensität, s.d.: Standardabweichung.

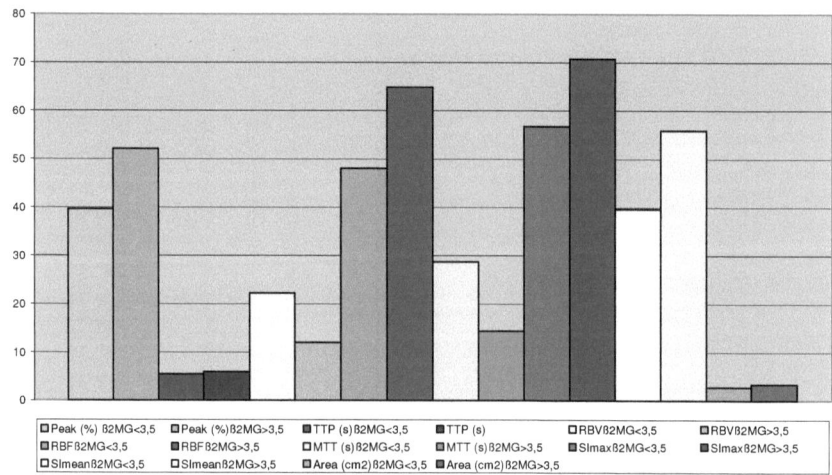

Abb.76; TTP:Time to Peak, RBV:Regional Blood Volume, RBF: Regional Blood Flow, MTT: Mean Transit Time, SI_{max}: Maximale Signalintensität, SI_{mean}: Mittlere Signalintensität, s.d.: Standardabweichung.

Zwischen den nach der Höhe des Paraproteins aufgeteilten Gruppen fanden sich keine konsistenten Unterschiede der Perfusionsparameter, sowohl in den boluskinetischen als auch in den Replenishmentmessungen von Gesamttumor und maximal perfundiertem Areal.

Eine mögliche Erklärung besteht darin, dass sich in der Gruppe der Patienten mit einem Paraprotein <3mg/dl zwei Patienten mit einem Leichtkettenmyelom befanden, die relativ gesehen ein sehr hohes Paraprotein aufwiesen, welches im Vergleich zu Patienten mit IgG- oder IgA-Myelom absolut betrachtet deutlich niedriger liegt; die kontrastmittelsonographisch gemessenen Parameter liegen jedoch auf einem deutlich höheren Niveau als die der übrigen Patienten mit einem Paraprotein <3mg/dl. In diesem Fall liefert die ß2MG-Konzentration einen verlässlicheren Parameter bezüglich der Aktivität des MM.

Da dies die erste Untersuchung extramedullärer Myelommanifestationen mit der kontrastmittel-unterstützten Sonographie ist, stehen für diese Tumorentität keine vergleichbaren Daten zur Verfügung. Eine Korrelation zwischen der Tumoraktivität und der mittels CEUS gemessenen Perfusion bei anderen Malignomen, wie beispielsweise dem gastrointestinalen Stromatumor und dem Nierenzellkarzinom, kann aufgrund dort fehlender spezifischer serologischer Verlaufparameter ebenfalls nicht herangezogen werden.

Aufgrund der Tatsache, dass durch die CEUS die Vaskularisierung des Tumors bis auf die Kapillarebene dargestellt werden kann, kann über den Vergleich der mittels etablierter histologischer Angiogeneseparameter (Microvessel Densitiy MVD, Total vascular Area TVA) gemessenen Tumorvaskularisierung und den serologischen Aktivitätsparametern eine Korrelation zwischen diesen beiden Parametern dargestellt werden. Untersuchungen dieser Art liegen jedoch nur für Multiple Myelome mit Konchenmarkbefall, nicht jedoch extramedulläre Myelome vor.

Bereits in den Arbeiten von Vacca et al. (Vacca et al. 503-08) fand sich eine deutlich höhere MVD zum einen bei Patienten mit einem nach den WHO-Kriterien diagnostizierten Myelom im Vergleich zu Patienten mit einer MGUS, zum anderen bei Patienten mit höheren serologischen Aktivitätsparametern im Vergleich zu Patienten mit laborchemisch weniger aktivem Myelom.

Auch Bhatti et al und Rana et al konnten eine signifikante Korrelation zwischen der Krankheitsaktivität und der MVD respektive TVA darstellen (Bhatti et al. 649-56; Rana et al. 789-94).

Neben der histologischen Bestimmung der MVD und der TVA kann die Mikrozirkulation des Knochenmarks auch durch die kontrastmittelverstärkte Magnetresonanztomographie dargestellt werden. Scherer et al fanden MR-tomographisch eine deutlich höhere Vaskularisierung des Knochenmarks bei Patienten mit Multiplem Myelom im Vergleich zur Kontrollgruppe. Auch in dieser Arbeit konnte eine Korrelation der Höhe der serologischen Aktivitätsparameter mit der kernspintomographisch gemessenen Vaskularisierung dargestellt werden (Scherer et al. 222-30; Moehler et al. 862-68; Daldrup-Link, Henning, and Link 743-61).

Auch in unserer Studie konnte nunmehr ein Zusammenhang zwischen der Höhe der kontrastmittelsonographisch gemessenen Perfusionsparameter und der in diesem Falle mittels ß2MG bestimmten Tumoraktivität dargestellt werden.

4.3. Charakterisierung der Änderungen des Perfusionsverhaltens extramedullärer Myelommanifestationen unter Therapie mit Lenalidomid, Thalidomid, Bortezomib und Korrelation mit hämatologischen Verlaufsparametern

Die initial erhobenen Untersuchungsparameter wurden bereits im vorangegangenen Abschnitt dargestellt. Im Folgenden sollen nun die kontrastmittelsonographischen und laborchemischen Verlaufsparameter im Detail dargestellt und diskutiert werden.

Das Monitoring des Therapieansprechens mittels kontrastmittelsonographischer Untersuchung ist mittlerweile insbesondere bei solchen Tumorentitäten etabliert, die mit Medikamenten therapiert werden, die nachgewiesenerweise die Angiogenese im Tumorgewebe inhibieren. Dies betrifft vor allem die Tyrosinkinaseinhibitoren Sunitinib, Sorafenib und Imatinib, die zur Therapie des Hepatozellulären Karzinoms (Sorafenib, (Llovet et al. 378-90)), des gastrointestinalen Stromatumors (Imatinib, (Joensuu et al. 1052-56); Sunitinib, (Demetri et al. 1329-38)) und des Nierenzellkarzinoms (RCC, Sunitinib, (Motzer et al. 115-24); Sorafenib, (Escudier et al. 125-34)) eingesetzt werden. Aufgrund der Inhibierung der Angiogenese durch die obengenannten Therapeutika mit konsekutiver Nekrose lässt sich ein Therapieansprechen nach den konventionellen RECIST-Kriterien nur schwer beurteilen, so dass die Darstellung der Perfusion mittels CEUS einen deutlichen Vorteil im Therapiemonitoring bietet. Lassau et. al . konnten in einer 2010 publizierten Arbeit nachweisen, dass einzelne CEUS-Parameter bei Patienten, die im Rahmen eines Nierenzellkarzinoms mit Sunitinib behandelt wurde, eine klare Korrelation mit dem Therapieansprechen aufwiesen (Lassau et al. 1216-25). Auch Lamuraglia et al. fanden eine Korrelation zwischen krankheitsfreien und Gesamtüberleben und bestimmten DCEUS-Parametern bei Patienten mit RCC unter Sorafenib-Behandlung, während wiederum Lassau et al. dies für Patienten mit GIST unter Imatinibbehandlung zeigen konnten (Lamuraglia et al. 202-12; Lassau et al. 1267-73).

Beim Multiplen Myelom existieren bis dato keine Untersuchungen der Perfusionsänderung extramedullärer Manifestation unter einer anti-angiogenetischen Therapie.

Beispiele dafür, dass die Veränderung der Mikrozirkulation unter einer solchen Therapie als Surrogatparameter für ein mögliches Therapieansprechen verwendet werden kann, wurden bereits im vorangegangen Abschnitt angeführt.

Als bildgebende Untersuchung wurde in diesen Fällen jedoch durchwegs die kontrasmittelverstärkte Kernspintomographie eingesetzt, ein Verfahren, dessen Anwendung bei einem Grossteil der MM-Patienten insbesondere aufgrund der bei 20 – 50% der Patienten bereits bei Diagnosestellung bestehenden Erhöhung des Serumkreatinins als Ausdruck einer chronischen Niereninsuffizienz problematisch ist (Kyle et al. 21-33; Parfrey et al. 143-49; Winearls 1347-61). Weiterhin beziehen sich die o.g. Untersuchungen lediglich auf die Veränderung der Perfusion des Knochenmarks.

Zur Beurteilung eines möglichen Zusammenhangs zwischen Änderungen des Perfusionsverhaltens und den etablierten hämatologischen Verlaufsparametern wurden die Patienten entsprechend den gängigen Remissionskriterien für das Multiple Myelom, zum einen den IMWG-Responsekriterien (Criteria for the classification of monoclonal gammopathies, multiple myeloma and related disorders: a report of the International Myeloma Working Group 749-57), zum anderen den EBMT Kriterien von 1998 (Blade et al. 1115-23). eingeteilt. Neben den in den IMWG- und EBMT-Remissionskriterien geforderten Paraproteinmessungen wurden zusätzlich die freien Leichtketten, das ß2-Mikroglobulin, der Hb-Wert , das Serumcalcium und das Serumkreatinin und die Urinausscheidung im 24h-Urin sowie –im Rahmen der Beurteilung nach IMWG - der Grössenverlauf der extramedullären Referenzläsion gemessen.

Patienten, die nach den IMWG-Kriterien eine PR, VGPR, CR oder sCR respektive nach den EBMT-Kriterien eine MR, PR oder CR aufwiesen, wurden der Gruppe der Responder zugeteilt, während Patienten mit SD und PD (IMWG) respektive NC und SD (EBMT) die Gruppe der Non-Responder bildeten.

Die Ansprechraten lagen bei 50% resp. 40% (EBMT resp. IMWG-Kriterien), wobei hier nicht nach verschiedenen Therapien stratifiziert wurde und somit ein Vergleich mit den Zulassungsstudien der einzelnen Therapeutika nicht sinnvoll ist.

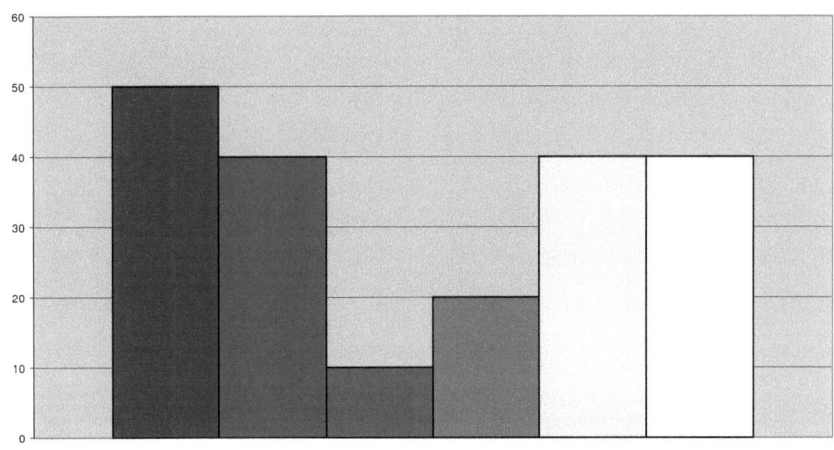

Abb. 77; PR: Partielle Remission; NC: No Change; SD: Stable Disease; PD: Progressive Disease

In Analogie zu den bereits oben aufgeführten Untersuchungen von Lassau et.al und Lamuraglia et al. beim Nierenzellkarzinom und GIST konnte in dieser Untersuchung eine Abnahme der Perfusionsparameter in der Gruppe der Responder in der im Schnitt 32 Tage nach Therapieeinleitung durchgeführten Kontrastmittelsonographie gezeigt werden.

Diese Aussage gilt sowohl für die Bolus- und Replenishmentuntersuchungen des Gesamttumors wie auch zum Großteil für die Messungen in den maximal perfundierten Tumorarealen.

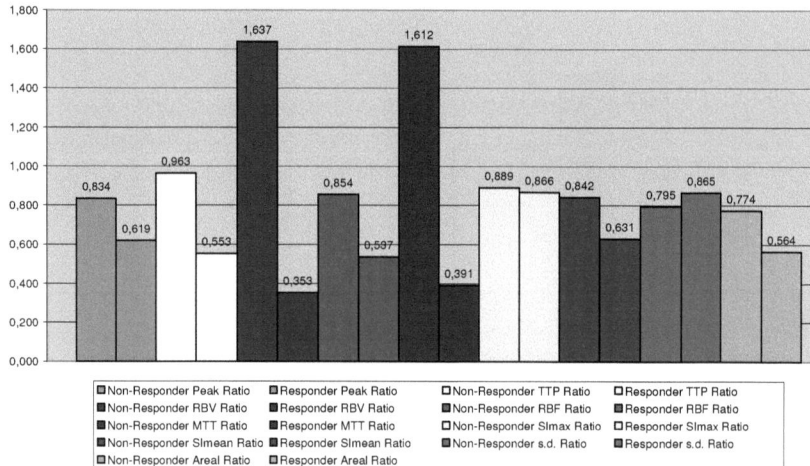

Abb. 78 Abb.76; TTP:Time to Peak, RBV:Regional Blood Volume, RBF: Regional Blood Flow, MTT: Mean Transit Time, SI_{max}: Maximale Signalintensität, SI_{mean}: Mittlere Signalintensität, s.d.: Standardabweichung.

Die Gruppe der Responder und Non-Responder unterscheiden sich insbesondere in RBV und RBF. Diese Beobachtung lässt sich in allen Messungen zuverlässig reproduzieren. In den zum RCC und dem GIST durchgeführten Studien wurden diese beiden Parameter aus technischen Gründen nicht gemessen, so dass hier kein Vergleich geführt werden kann. Im Gegensatz zu den Untersuchungen von Lassau und Lamuraglia fanden sich für die maximale Signalintensität, welche in den o.g. Studien eine signifikante Korrelation mit dem Gesamtüberlebenzeigen zeigte, uneinheitliche Messwerte. In der Bolus-Untersuchung des maximal perfundierten Tumorareals zeigte sich sogar ein Anstieg der maximalen Signalintensität in der Gruppe der Responder.

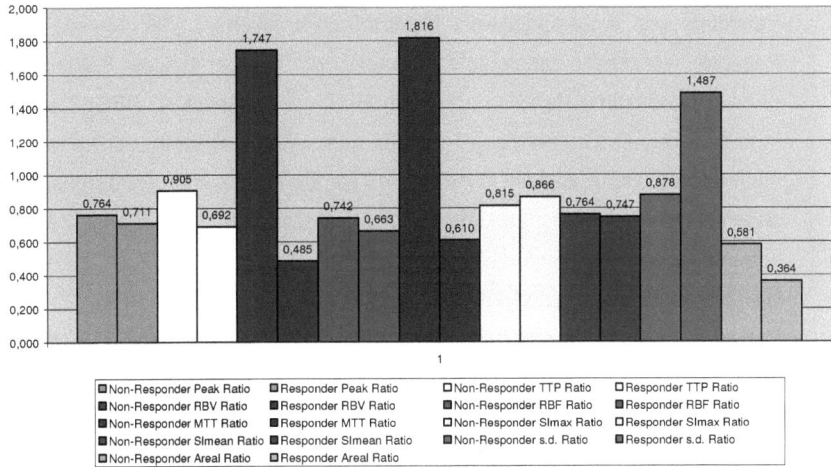

Abb.79; TTP:Time to Peak, RBV:Regional Blood Volume, RBF: Regional Blood Flow, MTT: Mean Transit Time, SI_{max}: Maximale Signalintensität, SI_{mean}: Mittlere Signalintensität, s.d.: Standardabweichung,

Interessanterweise zeigten die Messwerte für die TTP in der Gruppe der Responder einen stärkeren Abfall gegenüber den Non-Respondern. Dies erscheint insofern ungewöhnlich, als dass die TTP bei einer Abnahme der Perfusion theoretisch zunehmen müsste. So wurde die TTP in einer Studie von Lassau et. al. ebenfalls als einer der signifikant mit dem Gesamtüberleben korrelierenden Parameter bezeichnet.

Eine Erklärung hierfür könnte in der ausgeprägten Sensitivität dieses Messwerts für Bewegungsartefakte wie beispielsweise Atemexkursionen liegen. Da die Mehrzahl der untersuchten extramedullären Raumforderungen, insgesamt 55%, im Bereich der Thoraxwand lagen und damit ausgeprägten atemabhängigen Lageveränderungen ausgesetzt waren, ist eine sinnvolle Interpretation der TTP als Verlaufsparameter in diesem Fall nicht möglich. Im Unterschied dazu lagen die in der o.g. Studie untersuchten Raumforderungen zu 100% retroperitoneal und waren damit in deutlich geringerem Ausmaß durch Atemexkursionen beeinflusst.

5. Zusammenfassung

Im Rahmen dieser prospektiven Untersuchung erfolgte die Auswertung von 18 Patienten mit extramedullären Myelommanifestationen. Die Mehrzahl der Patienten war bereits ausgiebig vortherapiert worden, bei 41% der Patienten lag ein extramedulläres Rezidiv nach einer HDT mit konsekutiver PBSCT vor. Es fand sich kein Zusammenhang zwischen dem initialen Stadium der Erkrankung nach Salmon Durie respektive ISS, dem Typ des sezernierten Paraproteins und allgemeinen Patientencharakteristika mit Lokalisation, Grösse oder Zahl der extramedullären Myelommanifestation.

Die Mehrzahl der Raumforderung war thorakal lokalisiert (59%), 29% der Patienten wiesen mehr als eine EMM auf, die mittlere Grösse vor Therapieeinleitung lag bei 10,9cm^2 (2,45 -23,76 cm^2).

Nach Aufteilung der Patienten in zwei Gruppen hinsichtlich der Höhe des vor Therapieeinleitung gemessenen Paraproteins (>3g/ml (15%) vs < 3g/dl (85%)) sowie der Höhe des B2M (>3,5mg/l (82%) vs < 3,5mg/l (28%)) fanden sich keine konsistenten Unterschiede der Perfusionsparameter, sowohl in den boluskinetischen als auch in den Replenishment Messungen von Gesamttumor und maximal perfundiertem Areal in den beiden nach Paraprotein differenzierten Gruppen. Dem gegenüber zeigten die Patienten mit einem B2M über 3,5mg/l deutlich höhere Perfusionswerte in den Baseline Untersuchungen.

Zur Evaluation der sonographisch ermittelten Perfusionswerte in Hinblick auf eine Eignung als Verlaufsparameter unter einer antiangiogenetisch wirksamen Therapie erfolgte die Einteilung der Patienten gemäss des Verlaufs der etablierten hämatologischen Aktivitätsparameter in Responder und Non-Responder. Dieser Einteilung wurden die bereits oben erwähnten IMWG- und EBMT-Kriterien zugrundegelegt. Nach den EBMT Kriterien entwickelten 50% der Patienten eine partielle Remission, 10% eine NC-Situation und 40% eine PD der Grunderkrankung. Nach den IMWG-Kriterien, wurde eine partielle Remission in 40% der Patienten diagnostiziert, eine SD in 20% der Patienten und ein Progreß (PD) in 40% der Fälle.

In der Gruppe der Responder (CR, PR) fand sich in den Follow-Up-Untersuchungen eine Abnahme der sonographisch ermittelten

Perfusionsparametern in den Bolus- und Replenishmentuntersuchungen des Gesamttumors und zum Großteil auch in den maximal perfundierten Tumorarealen, wobei die beiden Parameter RBV und RBF die deutlichsten Änderungen aufwiesen. Auch die sonographisch ermittelte Fläche der extramedullären Raumforderung war in den Verlaufsunteruchungen in der Gruppe der Responder deutlich geringer als in der Gruppe der Non-Responder.

6. Schlussfolgerung

Zusammengefasst lässt sich feststellen, dass in dieser Studie sowohl einen Zusammenhang der funktionellen CEUS Parameter mit der Höhe der laborchemischen Aktivitätsparameter vor Einleitung einer Therapie mit den antiangiogenetisch wirksamen Thalidomid, Lenalidomid und Bortezomib, als auch eine Korrelation bestimmter funktioneller CEUS-Parameter, insbesondere des RBV und des RBF, mit den etablierten hämatologischen Verlaufsparametern dargestellt werden konnte.

Die kontrastmittelunterstützte Sonographie kann aufgrund dieser Ergebnisse als eine sinnvolle Ergänzung im Therapiemonitoring extramedullärer Myelommanifestationen gesehen werden, deren Vorteile insbesondere in den geringen Untersuchungskosten, der breiten Verfügbarkeit und der unkomplizierten und speziell für Myelompatienten nahezu nebenwirkungsfreien Durchführbarkeit liegen. Durch die Integration spezieller Software zur Auswertung der Rohdaten unterliegen die erfassten Daten ausserdem einer deutlich geringeren Interuntersucher-Variabilität und sind somit deutlich besser reproduzierbar.

Allerdings sind aufgrund der in der aktuellen Untersuchung geringen Patientenzahl keine weitergehende statistische Auswertung der vorliegenden Daten möglich. Eine –geplante- Fortsetzung der Untersuchung und Rekrutierung weitere Patienten sind zur Validation der bislang nur auf der deskriptiven Darstellung der Daten beruhenden Aussagen notwendig.

7. Referenzliste

Criteria for the classification of monoclonal gammopathies, multiple myeloma and related disorders: a report of the International Myeloma Working Group. Br.J.Haematol. 121.5 (2003): 749-57.

Adams, J. "Development of the proteasome inhibitor PS-341." Oncologist. 7.1 (2002): 9-16.

Anagnostopoulos, A. et al. "Thalidomide and dexamethasone for resistant multiple myeloma." Br.J.Haematol. 121.5 (2003): 768-71.

Attal, M. et al. "Single versus double autologous stem-cell transplantation for multiple myeloma." N.Engl.J.Med. 349.26 (2003): 2495-502.

Avigdor, A. et al. "Extramedullary progression despite a good response in the bone marrow in patients treated with thalidomide for multiple myeloma." Leuk.Lymphoma 42.4 (2001): 683-87.

Badros, A. et al. "Autologous stem cell transplantation in elderly multiple myeloma patients over the age of 70 years." Br.J.Haematol. 114.3 (2001): 600-07.

Barlogie, B. et al. "Extended survival in advanced and refractory multiple myeloma after single-agent thalidomide: identification of prognostic factors in a phase 2 study of 169 patients." Blood 98.2 (2001): 492-94.

Barlogie, B. et al. "Total therapy with tandem transplants for newly diagnosed multiple myeloma." Blood 93.1 (1999): 55-65.

Bartl, R. and A. Fateh-Moghadam. "[The diagnosis of multiple myeloma]." Onkologie. 9.4 (1986): 183-85.

Bertolotto, M. et al. "Blood flow changes in hepatocellular carcinoma after the administration of thalidomide assessed by reperfusion kinetics during microbubble infusion: preliminary results." Invest Radiol. 41.1 (2006): 15-21.

Bhatti, S. S. et al. "Prognostic value of bone marrow angiogenesis in multiple myeloma: use of light microscopy as well as computerized image analyzer in the assessment of microvessel density and total vascular area in multiple myeloma and its correlation with various clinical, histological, and laboratory parameters." Am.J.Hematol. 81.9 (2006): 649-56.

Blade, J., R. A. Kyle, and P. R. Greipp. "Presenting features and prognosis in 72 patients with multiple myeloma who were younger than 40 years." Br.J.Haematol. 93.2 (1996): 345-51.

Blade, J., J. A. Lust, and R. A. Kyle. "Immunoglobulin D multiple myeloma: presenting features, response to therapy, and survival in a series of 53 cases." J.Clin.Oncol. 12.11 (1994): 2398-404.

Blade, J. et al. "Thalidomide in multiple myeloma: lack of response of soft-tissue plasmacytomas." Br.J.Haematol. 113.2 (2001): 422-24.

Blade, J. et al. "Criteria for evaluating disease response and progression in patients with multiple myeloma treated by high-dose therapy and haemopoietic stem cell transplantation. Myeloma Subcommittee of the EBMT. European Group for Blood and Marrow Transplant." Br.J.Haematol. 102.5 (1998): 1115-23.

Blomley, M. J. and P. Dawson. "Bolus dynamics: theoretical and experimental aspects." Br.J.Radiol. 70.832 (1997): 351-59.

Cavo, M. et al. "Prospective, randomized study of single compared with double autologous stem-cell transplantation for multiple myeloma: Bologna 96 clinical study." J.Clin.Oncol. 25.17 (2007): 2434-41.

Cavo, M. et al. "Superiority of thalidomide and dexamethasone over vincristine-doxorubicindexamethasone (VAD) as primary therapy in preparation for autologous transplantation for multiple myeloma." Blood 106.1 (2005): 35-39.

Corradini, P. et al. "Evidence for a bone marrow B cell transcribing malignant plasma cell VDJ joined to C mu sequence in immunoglobulin (IgG)- and IgA-secreting multiple myelomas." J.Exp.Med. 178.3 (1993): 1091-96.

Cosgrove, D. and N. Lassau. "[Assessment of tumour angiogenesis using contrast-enhanced ultrasound]." J.Radiol. 90.1 Pt 2 (2009): 156-64.

Cowper, S. E. et al. "Nephrogenic fibrosing dermopathy." Am.J.Dermatopathol. 23.5 (2001): 383-93.

D'Amato, R. J. et al. "Thalidomide is an inhibitor of angiogenesis." Proc.Natl.Acad.Sci.U.S.A 91.9 (1994): 4082-85.

Daldrup-Link, H. E., T. Henning, and T. M. Link. "MR imaging of therapy-induced changes of bone marrow." Eur.Radiol. 17.3 (2007): 743-61.

Damaj, G. et al. "Features of extramedullary and extraosseous multiple myeloma: a report of 19 patients from a single center." Eur.J.Haematol. 73.6 (2004): 402-06.

Della, Martina A. et al. "Ultrasound contrast agents for brain perfusion imaging and ischemic stroke therapy." J.Neuroimaging 15.3 (2005): 217-32.

Demetri, G. D. et al. "Efficacy and safety of sunitinib in patients with advanced gastrointestinal stromal tumour after failure of imatinib: a randomised controlled trial." Lancet 368.9544 (2006): 1329-38.

Dimopoulos, M. et al. "Lenalidomide plus dexamethasone for relapsed or refractory multiple myeloma." N.Engl.J.Med. 357.21 (2007): 2123-32.

Dispenzieri, A. et al. "International Myeloma Working Group guidelines for serum-free light chain analysis in multiple myeloma and related disorders." Leukemia 23.2 (2009): 215-24.

Drayson, M. et al. "Serum free light-chain measurements for identifying and monitoring patients with nonsecretory multiple myeloma." Blood 97.9 (2001): 2900-02.

Drexler, H. C., W. Risau, and M. A. Konerding. "Inhibition of proteasome function induces programmed cell death in proliferating endothelial cells." FASEB J. 14.1 (2000): 65-77.

Duerschmied, D. et al. "Simplified contrast ultrasound accurately reveals muscle perfusion deficits and reflects collateralization in PAD." Atherosclerosis 202.2 (2009): 505-12.

Durie, B. G. et al. "International uniform response criteria for multiple myeloma." Leukemia 20.9 (2006): 1467-73.

Eby, C. S. "Bleeding and thrombosis risks in plasma cell dyscrasias." Hematology.Am.Soc.Hematol.Educ.Program. (2007): 158-64.

Escudier, B. et al. "Sorafenib in advanced clear-cell renal-cell carcinoma." N.Engl.J.Med. 356.2 (2007): 125-34.

Facon, T. et al. "Melphalan and prednisone plus thalidomide versus melphalan and prednisone alone or reduced-intensity autologous stem cell transplantation in elderly patients with multiple myeloma (IFM 99-06): a randomised trial." Lancet 370.9594 (2007): 1209-18.

Fassas, A. B. et al. "Both hypodiploidy and deletion of chromosome 13 independently confer poor prognosis in multiple myeloma." Br.J.Haematol. 118.4 (2002): 1041-47.

Gramiak, R. and P. M. Shah. "Detection of intracardiac blood flow by pulsed echo-ranging ultrasound." Radiology 100.2 (1971): 415-18.

Grobner, T. "Gadolinium--a specific trigger for the development of nephrogenic fibrosing dermopathy and nephrogenic systemic fibrosis?" Nephrol.Dial.Transplant. (2006).

Hallek, M., P. L. Bergsagel, and K. C. Anderson. "Multiple myeloma: increasing evidence for a multistep transformation process." Blood 91.1 (1998): 3-21.

Hayashi, T., T. Hideshima, and K. C. Anderson. "Novel therapies for multiple myeloma." Br.J.Haematol. 120.1 (2003): 10-17.

Hideshima, T. et al. "Thalidomide and its analogs overcome drug resistance of human multiple myeloma cells to conventional therapy." Blood 96.9 (2000): 2943-50.

Horger, M. et al. "The benefit of using whole-body, low-dose, nonenhanced, multidetector computed tomography for follow-up and therapy response monitoring in patients with multiple myeloma." Cancer 109.8 (2007): 1617-26.

Jacobson, D. R. and S. Zolla-Pazner. "Immunosuppression and infection in multiple myeloma." Semin.Oncol. 13.3 (1986): 282-90.

Joensuu, H. et al. "Effect of the tyrosine kinase inhibitor STI571 in a patient with a metastatic gastrointestinal stromal tumor." N.Engl.J.Med. 344.14 (2001): 1052-56.

Krix, M., H. U. Kauczor, and S. Delorme. "[Vascular imaging with contrast-enhanced sonography for experimental use]." Radiologe 45.6 (2005): 552-59.

Kuehl, W. M. and P. L. Bergsagel. "Multiple myeloma: evolving genetic events and host interactions." Nat.Rev.Cancer 2.3 (2002): 175-87.

Kumar, S. et al. "Impact of early relapse after auto-SCT for multiple myeloma." Bone Marrow Transplant. 42.6 (2008): 413-20.

Kyle, R. A. et al. "Review of 1027 patients with newly diagnosed multiple myeloma." Mayo Clin.Proc. 78.1 (2003): 21-33.

Lacy, M. Q. et al. "Pomalidomide (CC4047) plus low-dose dexamethasone as therapy for relapsed multiple myeloma." J.Clin.Oncol. 27.30 (2009): 5008-14.

Lamuraglia, M. et al. "Clinical relevance of contrast-enhanced ultrasound in monitoring anti-angiogenic therapy of cancer: current status and perspectives." Crit Rev.Oncol.Hematol. 73.3 (2010): 202-12.

Lassau, N. et al. "Metastatic renal cell carcinoma treated with sunitinib: early evaluation of treatment response using dynamic contrast-enhanced ultrasonography." Clin.Cancer Res. 16.4 (2010): 1216-25.

Lassau, N. et al. "Gastrointestinal stromal tumors treated with imatinib: monitoring response with contrast-enhanced sonography." AJR Am.J.Roentgenol. 187.5 (2006): 1267-73.

Laura, R. et al. "Bortezomib: an effective agent in extramedullary disease in multiple myeloma." Eur.J.Haematol. 76.5 (2006): 405-08.

Levin, D. L. et al. "Evaluation of regional pulmonary perfusion using ultrafast magnetic resonance imaging." Magn Reson.Med. 46.1 (2001): 166-71.

Llovet, J. M. et al. "Sorafenib in advanced hepatocellular carcinoma." N.Engl.J.Med. 359.4 (2008): 378-90.

Magnoni, M. et al. "Contrast-enhanced ultrasound imaging of periadventitial vasa vasorum in human carotid arteries." Eur.J.Echocardiogr. 10.2 (2009): 260-64.

Marckmann, P. et al. "Nephrogenic systemic fibrosis: suspected causative role of gadodiamide used for contrast-enhanced magnetic resonance imaging." J.Am.Soc.Nephrol. 17.9 (2006): 2359-62.

Matsui, W. et al. "Characterization of clonogenic multiple myeloma cells." Blood 103.6 (2004): 2332-36.

Mead, G. P., H. D. Carr-Smith, and A. R. Bradwell. "Free light chains." Ann.Clin.Biochem. 45.Pt 4 (2008): 444.

Meves, S. H. et al. "Comparison between echo contrast agent-specific imaging modes and perfusion-weighted magnetic resonance imaging for the assessment of brain perfusion." Stroke 33.10 (2002): 2433-37.

Miles, K. A. "Measurement of tissue perfusion by dynamic computed tomography." Br.J.Radiol. 64.761 (1991): 409-12.

Miles, K. A., M. Hayball, and A. K. Dixon. "Colour perfusion imaging: a new application of computed tomography." Lancet 337.8742 (1991): 643-45.

Moehler, T. M. et al. "Bone marrow microcirculation analysis in multiple myeloma by contrast-enhanced dynamic magnetic resonance imaging." Int.J.Cancer 93.6 (2001): 862-68.

Motzer, R. J. et al. "Sunitinib versus interferon alfa in metastatic renal-cell carcinoma." N.Engl.J.Med. 356.2 (2007): 115-24.

Mullani, N. A. and K. L. Gould. "First-pass measurements of regional blood flow with external detectors." J.Nucl.Med. 24.7 (1983): 577-81.

Myers, B. et al. "Lack of response to thalidomide in plasmacytomas." Br.J.Haematol. 115.1 (2001): 234.

Oikawa, T. et al. "The proteasome is involved in angiogenesis." Biochem.Biophys.Res.Commun. 246.1 (1998): 243-48.

Palumbo, A. et al. "Efficacy of low-dose thalidomide and dexamethasone as first salvage regimen in multiple myeloma." Hematol.J. 5.4 (2004): 318-24.

Palumbo, A. et al. "Oral melphalan, prednisone, and thalidomide in elderly patients with multiple myeloma: updated results of a randomized controlled trial." Blood 112.8 (2008): 3107-14.

Palumbo, A. et al. "Intermediate-dose melphalan improves survival of myeloma patients aged 50 to 70: results of a randomized controlled trial." Blood 104.10 (2004): 3052-57.

Palumbo, A. et al. "Melphalan, prednisone, and lenalidomide treatment for newly diagnosed myeloma: a report from the GIMEMA--Italian Multiple Myeloma Network." J.Clin.Oncol. 25.28 (2007): 4459-65.

Palumbo, A. et al. "Low-dose thalidomide plus dexamethasone is an effective salvage therapy for advanced myeloma." Haematologica 86.4 (2001): 399-403.

Palumbo, A. et al. "Dose-intensive melphalan with stem cell support (MEL100) is superior to standard treatment in elderly myeloma patients." Blood 94.4 (1999): 1248-53.

Parfrey, P. S. et al. "Contrast material-induced renal failure in patients with diabetes mellitus, renal insufficiency, or both. A prospective controlled study." N.Engl.J.Med. 320.3 (1989): 143-49..

Patriarca, F. et al. "Efficacy of bortezomib therapy for extramedullary relapse of myeloma after autologous and non-myeloablative allogeneic transplantation." Haematologica 90.2 (2005): 278-79.

Pignoli, P. et al. "Intimal plus medial thickness of the arterial wall: a direct measurement with ultrasound imaging." Circulation 74.6 (1986): 1399-406.

Piscaglia, F. and L. Bolondi. "The safety of Sonovue in abdominal applications: retrospective analysis of 23188 investigations." Ultrasound Med.Biol. 32.9 (2006): 1369-75.

Rajkumar, S. V. et al. "Thalidomide for previously untreated indolent or smoldering multiple myeloma." Leukemia 15.8 (2001): 1274-76.

Rajkumar, S. V. et al. "Cytogenetic abnormalities correlate with the plasma cell labeling index and extent of bone marrow involvement in myeloma." Cancer Genet.Cytogenet. 113.1 (1999): 73-77.

Rajkumar, S. V. et al. "Multicenter, randomized, double-blind, placebo-controlled study of thalidomide plus dexamethasone compared with dexamethasone as initial therapy for newly diagnosed multiple myeloma." J.Clin.Oncol. 26.13 (2008): 2171-77.

Rana, C. et al. "Bone marrow angiogenesis in multiple myeloma and its correlation with clinicopathological factors." Ann.Hematol. 89.8 (2010): 789-94.

Richardson, P. G. et al. "Bortezomib or high-dose dexamethasone for relapsed multiple myeloma." N.Engl.J.Med. 352.24 (2005): 2487-98.

Roccaro, A. M. et al. "Bortezomib mediates antiangiogenesis in multiple myeloma via direct and indirect effects on endothelial cells." Cancer Res. 66.1 (2006): 184-91.

Rosinol, L. et al. "Extramedullary multiple myeloma escapes the effect of thalidomide." Haematologica 89.7 (2004): 832-36.

San Miguel, J. F. et al. "Bortezomib plus melphalan and prednisone for initial treatment of multiple myeloma." N.Engl.J.Med. 359.9 (2008): 906-17.

Savage, D. G., J. Lindenbaum, and T. J. Garrett. "Biphasic pattern of bacterial infection in multiple myeloma." Ann.Intern.Med. 96.1 (1982): 47-50.

Schambeck, C. M. et al. "Characterization of myeloma cells by means of labeling index, bone marrow histology, and serum beta 2-microglobulin." Am.J.Clin.Pathol. 106.1 (1996): 64-68.

Scherer, A. et al. "[Dynamic contrast-enhanced MRI for evaluating bone marrow microcirculation in malignant hematological diseases before and after thalidomide therapy]." Radiologe 42.3 (2002): 222-30.

Siegel, D. S. et al. "Age is not a prognostic variable with autotransplants for multiple myeloma." Blood 93.1 (1999): 51-54.

Singhal, S. et al. "Antitumor activity of thalidomide in refractory multiple myeloma." N.Engl.J.Med. 341.21 (1999): 1565-71.

Sirohi, B. et al. "The role of autologous transplantation in patients with multiple myeloma aged 65 years and over." Bone Marrow Transplant. 25.5 (2000): 533-39.

Terpos, E. et al. "Plasmacytoma relapses in the absence of systemic progression post-high-dose therapy for multiple myeloma." Eur.J.Haematol. 75.5 (2005): 376-83.

Thijssen, J. M. and C. L. de Korte. "Modeling ultrasound contrast measurement of blood flow and perfusion in biological tissue." Ultrasound Med.Biol. 31.2 (2005): 279-85.

Toprak, O. "Conflicting and new risk factors for contrast induced nephropathy." J.Urol. 178.6 (2007): 2277-83.

Tricot, G. "New insights into role of microenvironment in multiple myeloma." Lancet 355.9200 (2000): 248-50.

Tricot, G. et al. "Poor prognosis in multiple myeloma is associated only with partial or complete deletions of chromosome 13 or abnormalities involving 11q and not with other karyotype abnormalities." Blood 86.11 (1995): 4250-56.

Vacca, A. et al. "Bone marrow angiogenesis and progression in multiple myeloma." Br.J.Haematol. 87.3 (1994): 503-08.

Varettoni, M. et al. "Incidence, presenting features and outcome of extramedullary disease in multiple myeloma: a longitudinal study on 1003 consecutive patients." Ann.Oncol. 21.2 (2010): 325-30.

Wei, K. et al. "Quantification of myocardial blood flow with ultrasound-induced destruction of microbubbles administered as a constant venous infusion." Circulation 97.5 (1998): 473-83.

Winearls, C. G. "Acute myeloma kidney." Kidney Int. 48.4 (1995): 1347-61.

Wu, P. et al. "The impact of extramedullary disease at presentation on the outcome of myeloma." Leuk.Lymphoma 50.2 (2009): 230-35.

Yakoub-Agha, I. et al. "Thalidomide in patients with advanced multiple myeloma: a study of 83 patients--report of the Intergroupe Francophone du Myelome (IFM)." Hematol.J. 3.4 (2002): 185-92.

Zangari, M. et al. "The blood coagulation mechanism in multiple myeloma." Semin.Thromb.Hemost. 29.3 (2003): 275-82.

Zeiser, R. et al. "Extramedullary vs medullary relapse after autologous or allogeneic hematopoietic stem cell transplantation (HSCT) in multiple myeloma (MM) and its correlation to clinical outcome." Bone Marrow Transplant. 34.12 (2004): 1057-65.

Zojer, N. et al. "Deletion of 13q14 remains an independent adverse prognostic variable in multiple myeloma despite its frequent detection by interphase fluorescence in situ hybridization." Blood 95.6 (2000): 1925-30.

8. Abkürzungsliste

AUC:	Area under the Curve
B2M:	β2-Mikroglobulin
BWS:	Brustwirbelsäule
CEUS:	Kontrastmittel-unterstützte Sonographie
CPS:	Contrast Pulse Sequencing
CR:	Complete Response
CW:	Continuous wave
DS:	Durie-Salmon clinical staging system
EBMT:	The European Group for Blood and Marrow Transplantation
EMEA:	European Medicines Agency
FISH:	Fluorszenz-in-Situ-Hybridisierung
FLC:	Freie Leichtketten
GBCA:	Gadoliniumbasierte Kontrastmittel
GKCT:	Ganzkörper-Computertomographie
GvHD:	Graft-versus-Host-Disease
Hb:	Hämoglobin
HDT:	Hochdosistherapie
HLA:	Human Leucocyte Antigen
HNO:	Hals-Nasen-Ohren
HWS:	Halswirbelsäule
Ig:	Immunglobulin
ImiD:	Immunomodulatory Drug
KM:	Kontrastmittel
LWS:	Lendenwirbelsäule
MM:	Multiples Myelom
IMMF:	International Multiple Myeloma Foundation
IMWG:	International Myeloma Working Group
ISS:	International staging system
MGUS:	Monoklonale Gammopathie unklarer Signifikanz

MI:	Mechanischer Index
MRT:	Magnetresonanz-Tomographie
mSv:	Milli Sievert
MTT:	Mean Transit Time
NC:	No Change Disease
OS:	Gesamtüberleben
PBSCT:	Periphere Blutstammzell-Transplantation
PD:	Progressive Disease
PFS:	Progressionsfreies Überleben
POEMS:	Osteosklorotisches Myelom (Polyneuropathy, Organomegaly, Endocrinopathy, Monoclonal protein, Skin changes)
PW:	Pulsed Wave
RBF:	Regional Blood Flow
RBV:	Regional Blood Volume
RECIST:	Response Evaluation Criteria In Solid Tumors
ROI:	Region of Interest
RR:	Response Rate
SAE:	Stimulated acoustic Emission
sCR:	Stringent Complete Remission
SD:	Stable Disease
s.d.:	Standardabweichung
SEER:	Surveillance, Epidemiology and End Results Programm
SI$_{max}$:	maximale Signalintensität
SI$_{mean}$:	mittlere Signalintensität
TTP:	Time to Peak
US:	United States
VGPR:	Very good partial Response
WHO:	Weltgesundheitsorganisation

9. Abbildungsverzeichnis

Abbildung 1: Sonoline Antares®" Gerät (Siemens Healthcare, Erlangen, Deutschland)
Abbildung 2: Kontrastmittel-Kinetik nach Bolusinjektion
Abbildung 3: Gamma-variate-Funktion
Abbildung 4: Anpassung an die Gamma-variate-Funktion
Abbildung 5: Wiederanflutungskinetik
Abbildung 6: Patient 1:   Baseline Untersuchung Bolusinjektion
Abbildung 7: Patient 1:   Baseline Untersuchung Replenishment
Abbildung 8: Patient 1:   Follow-Up Untersuchung Bolusinjektion
Abbildung 9: Patient 1:   Follow Up Untersuchung Replenishment
Abbildung 10: Patient 2:   Baseline Untersuchung Bolusinjektion
Abbildung 11: Patient 2:   Baseline Untersuchung Replenishment
Abbildung 12: Patient 2:   Follow Up Untersuchung Boluskinetik
Abbildung 13: Patient 3:   Baseline Untersuchung Bolusinjektion
Abbildung 14: Patient 3:   Baseline Untersuchung Replenishment
Abbildung 15: Patient 3:   Follow Up Untersuchung Bolusinjektion
Abbildung 16: Patient 4:   Baseline Untersuchung Bolusinjektion
Abbildung 17: Patient 4:   Baseline Untersuchung Replenishment
Abbildung 18: Patient 4:   Follow Up Untersuchung Bolus
Abbildung 19: Patient 5:   Baseline Untersuchung Bolusinjektion
Abbildung 20: Patient 5:   Follow Up Untersuchung Bolus
Abbildung 21: Patient 5:   Follow Up Untersuchung Replenishment
Abbildung 22: Patient 6:   Baseline Untersuchung Bolus
Abbildung 23: Patient 7:   Baseline Untersuchung Bolus
Abbildung 24: Patient 7:   Baseline Untersuchung Replenishment
Abbildung 25: Patient 8:   Baseline Untersuchung Bolus
Abbildung 26: Patient 8   Baseline Untersuchung Replenishment
Abbildung 27: Patient 8   Follow Up Untersuchung Bolus
Abbildung 28: Patient 8   Follow Up Untersuchung Replenishment
Abbildung 29: Patient 9:   Baseline Untersuchung Bolus

Abbildung 30: Patient 9   Baseline Untersuchung Replenishment
Abbildung 31: Patient 10:   Baseline Untersuchung Bolus
Abbildung 32: Patient 10:   Baseline Untersuchung Replenishment
Abbildung 33: Patient 10:   Follow Up Untersuchung Bolus
Abbildung 34: Patient 10:   Follow Up Untersuchung Replenishment
Abbildung 35: Patient 11:   Baseline Untersuchung Bolus
Abbildung 36: Patient 11:   Baseline Untersuchung Replenishment
Abbildung 37: Patient 12:   Baseline Untersuchung Bolus
Abbildung 38: Patient 13:   Baseline Untersuchung Bolus
Abbildung 39: Patient 14:   Baseline Untersuchung Bolus
Abbildung 40: Patient 15:   Baseline Untersuchung Bolus
Abbildung 41: Patient 15   Baseline Untersuchung Replenishment
Abbildung 42: Patient 15:   Follow Up Untersuchung Bolus
Abbildung 43: Patient 16:   Baseline Untersuchung Bolus
Abbildung 44: Patient 16:   Baseline Untersuchung Replenishment
Abbildung 45: Patient 16:   Follow Up Untersuchung Bolus
Abbildung 46: Patient 16:   Follow Up Untersuchung Replenishment
Abbildung 47: Patient 17:   Baseline Untersuchung Bolus
Abbildung 48: Patient 17:   Baseline Untersuchung Replenishment
Abbildung 49: Patient 18:   Baseline Untersuchung Bolus
Abbildung 50: Patient 18:   Baseline Untersuchung Replenishment
Abbildung 51: Hämatologische Verlaufsparameter
Abbildung 52: Remission nach EBMT- und IMWG-Kriterien
Abbildung 53: Ratio Gesamttumor Bolus
Abbildung 54: Ratio Gesamttumor Replenishment
Abbildung 55: Ratio maximal perfundiertes Tumorareal Bolusinjektion
Abbildung 56: Ratio Maximal perfundiertes Tumorareal Replenishment
Abbildung 57: Patient 1:   Ratio Kontrastmittelsonographie
Abbildung 58: Patient 2:   Ratio Kontrastmittelsonographie
Abbildung 59: Patient 3:   Ratio Kontrastmittelsonographie
Abbildung 60: Patient 4:   Ratio Kontrastmittelsonographie
Abbildung 61: Patient 5:   Ratio Kontrastmittelsonographie

Abbildung 62: Patient 8: Ratio Kontrastmittelsonographie
Abbildung 63: Patient 10: Ratio Kontrastmittelsonographie
Abbildung 64: Patient 11: Ratio Kontrastmittelsonographie
Abbildung 65: Patient 15: Ratio Kontrastmittelsonographie
Abbildung 66: Patient 16: Ratio Kontrastmittelsonographie
Abbildung 67: Gesamttumor Bolusmessung Ratio bei EBMT-Respondern/-Non-Respondern
Abbildung 68: Gesamttumor RPL-Messung Ratio bei EBMT-Respondern/-Non-Respondern
Abbildung 69: Max. perf. Areal Bolusmessung Ratio bei EBMT-Respondern/-Non-Respondern
Abbildung 70: Max. perf. Areal RPL-Messung Ratio bei EBMT-Respondern/-Non-Respondern
Abbildung 71: OS bei EM und MM Patienten mit und ohne HDT
Abbildung 72: Vergleich perfundiertes Areal vs. umgebende Muskulatur
Abbildung 73: B2M Gesamttumor Bolus
Abbildung 74: B2M Gesamttumor Replenishment
Abbildung 75: B2M maximal perfundiertes Areal Bolus
Abbildung 76: B2M maximal perfundiertes Areal Replenishment
Abbildung 77: Remission nach EBMT- und IMWG-Kriterien
Abbildung 78: Gesamttumor Bolus Ratio EBMT
Abbildung 79: Maximal perfundiertes Areal Bolus EBMT

10. Danksagung

An dieser Stelle möchte ich mich herzlichst bei allen bedanken, die einen Beitrag zu dieser Arbeit geleistet haben.

Herrn Prof. Dr. med. Marius Horger danke ich für die hervorragende Betreuung, die entscheidend zum Gelingen dieser Arbeit beigetragen hat.

Ein ganz herzlicher Dank gilt Frau Dr. med. Olga Maksimovic für die Unterstützung in allen Fragen der Kontrastmittelsonographie.

Ein ganz besonderer und spezieller Dank gilt meinen Eltern meinen Geschwistern, meiner Grossmutter und ganz besonders meiner Freundin Olga für ihre bedingungslose Unterstützung in allen Bereichen und ihren unermüdlichen Zuspruch.

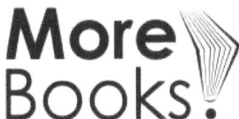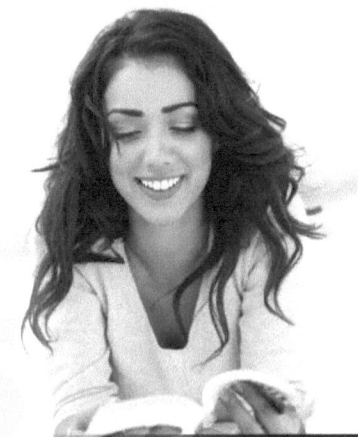

I want morebooks!

Buy your books fast and straightforward online - at one of world's fastest growing online book stores! Environmentally sound due to Print-on-Demand technologies.

Buy your books online at
www.morebooks.shop

Kaufen Sie Ihre Bücher schnell und unkompliziert online – auf einer der am schnellsten wachsenden Buchhandelsplattformen weltweit! Dank Print-On-Demand umwelt- und ressourcenschonend produziert.

Bücher schneller online kaufen
www.morebooks.shop

KS OmniScriptum Publishing
Brivibas gatve 197
LV-1039 Riga, Latvia
Telefax: +371 686 204 55

info@omniscriptum.com
www.omniscriptum.com

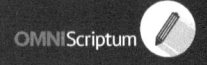

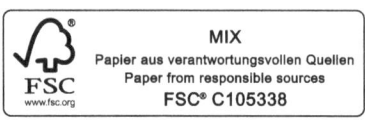

Printed by Books on Demand GmbH, Norderstedt / Germany